Erich Ballinger

LERNGYMNASTIK 1

Bewegungsübungen
für mehr Erfolg in der Schule

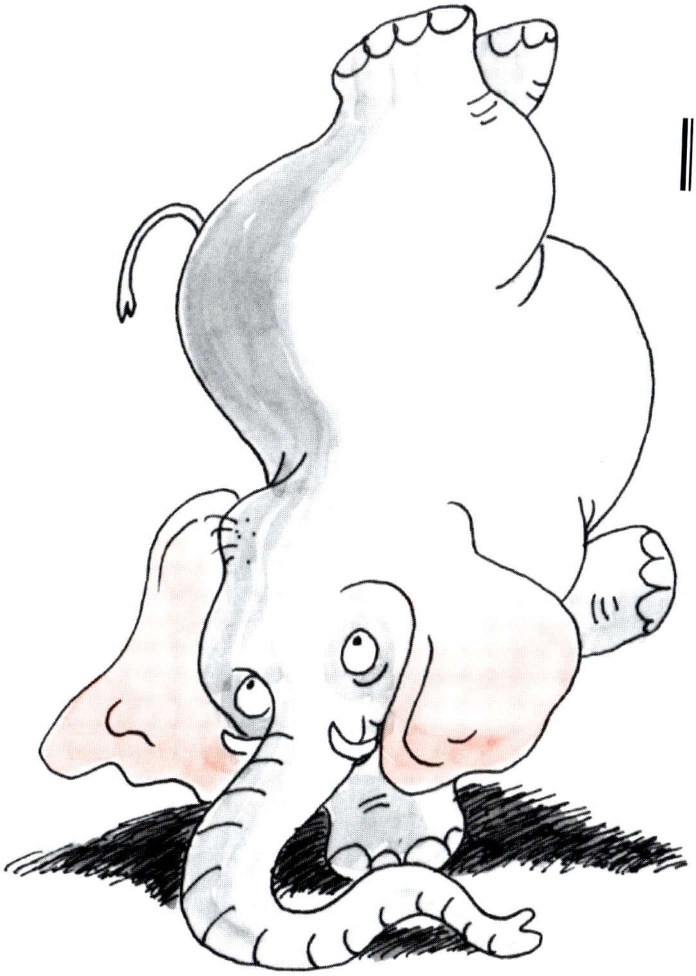

W0382132

hpt

WIE? AUCH DU

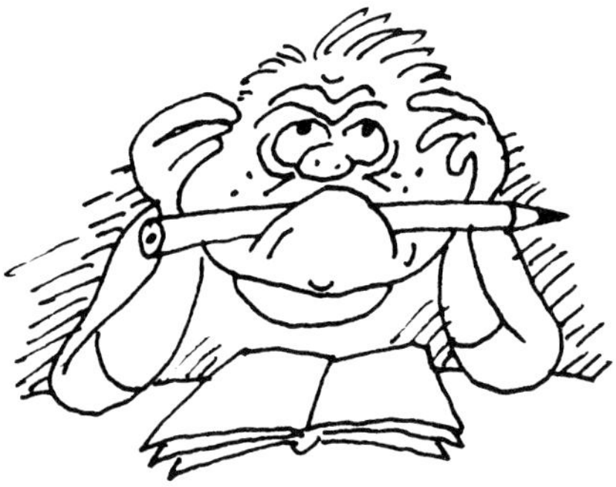

hast Schwierigkeiten beim Lernen und Lesen und mühst dich durch die Schule? Es ist zwar kein Trost – doch so wie dir geht es vielen. Trost brauchst du auch gar nicht, du benötigst etwas Praktisches.

So wie dieses Buch. Die Lerngymnastik. Du wirst dich fragen: Was hat Gymnastik mit Lernen und Lesen zu tun? – Nun, wir haben in unserem Kopf zwei Gehirnhälften; jede hat eine andere Aufgabe. Lernen und Lesen funktionieren nur dann gut, wenn beide Gehirnhälften zusammenarbeiten. Und genau darauf zielen die Übungen aus diesem Buch. Du darfst freilich nicht erwarten, daß du nach ein bißchen Gymnastik zum Musterschüler wirst. Das geht nicht von einem Tag auf den anderen. Erst nach einiger Zeit und bei regelmäßigem Üben werden sich Erfolge einstellen.

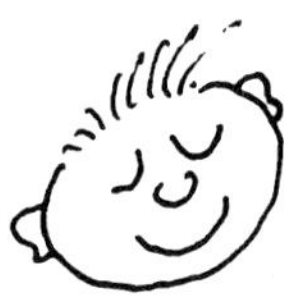

In diesem Buch gibt es zwei Arten von Übungen: RUHEÜBUNGEN sind vor allem gut für deine Konzentration, und sie helfen gegen Nervosität, Unsicherheit und Angst.

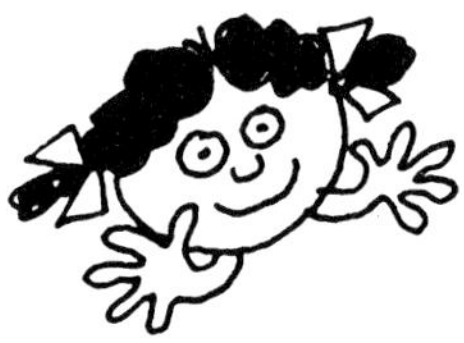

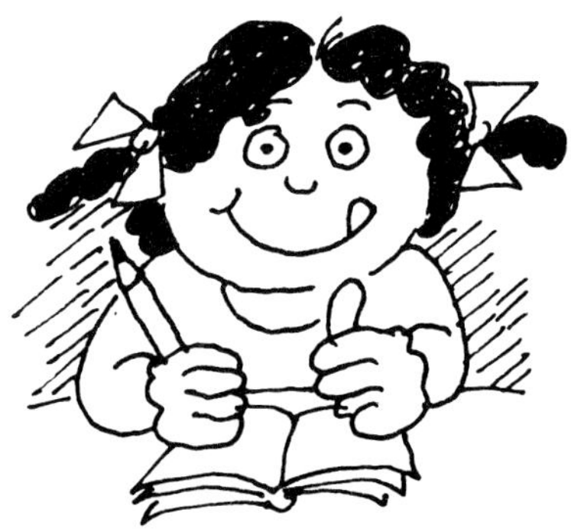

AKTIVITÄTSÜBUNGEN machen dich so richtig munter und helfen beim Lernen und Lesen. Turnen macht durstig. Trink zwischendurch ein Glas frisches, nicht zu kaltes Wasser! Gymnastik macht Spaß, und die Übungen sind leicht zu erlernen. Und überhaupt, das traurige „Das kann ich nicht" ersetzt du von nun an durch das muntere „Das wäre doch gelacht, wenn ich das nicht schaffe!"

Wann? – Jetzt!

Das Folgende ist für Eltern und LehrerInnen, also

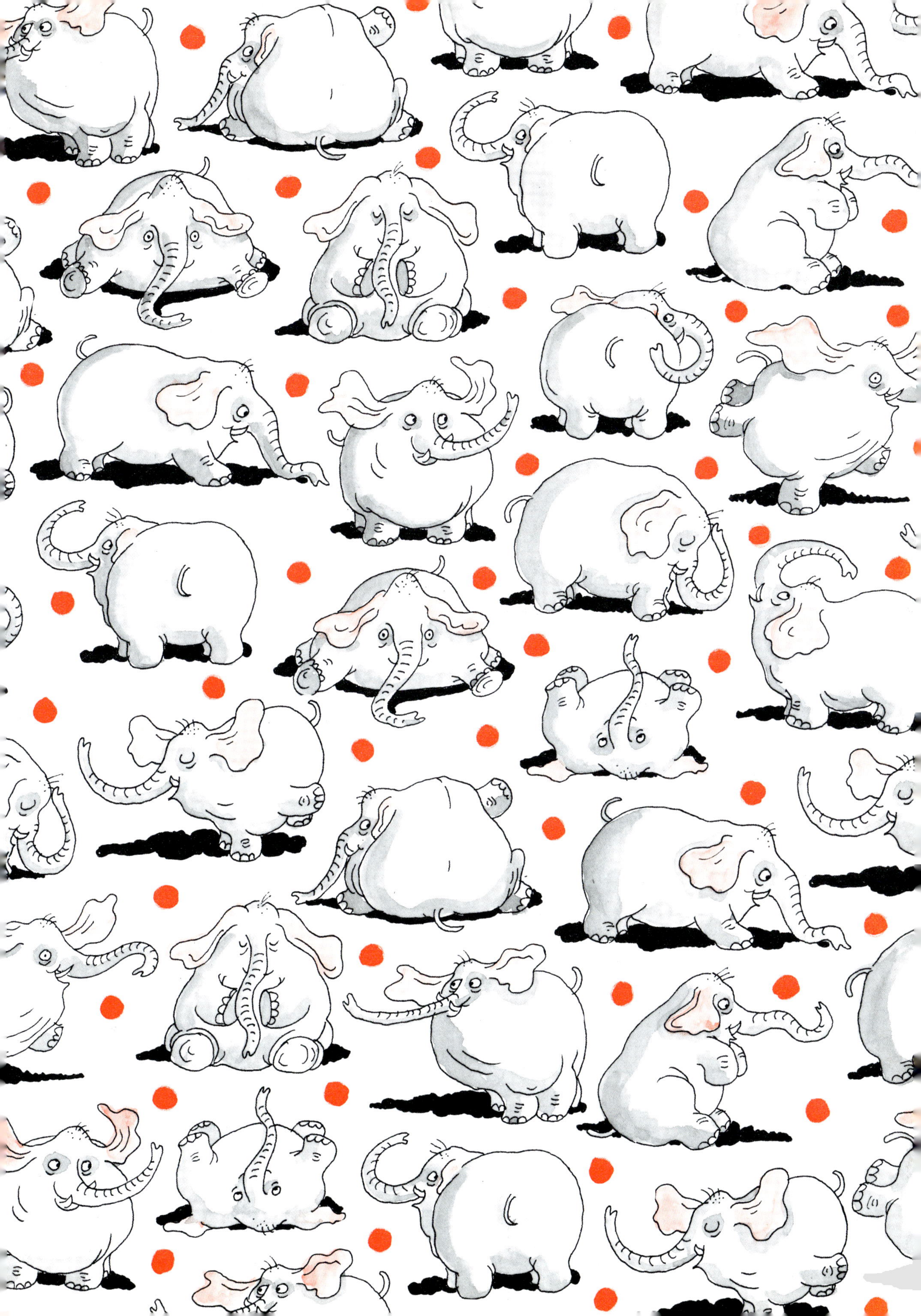

Dieses Buch entstand …
… mit Unterstützung des INSTITUTS FÜR ANGEWANDTE KINESIOLOGIE FREIBURG auf der Grundlage der Erfahrungen und Untersuchungen von Dr. Paul E. Dennison. Dieser amerikanische Pädagoge begründete in den letzten zwanzig Jahren einen völlig neuen Weg des Lernens, der über das Bewegungssystem des Menschen führt und den er unter den Bezeichnungen Brain-Gym® und Edu-Kinestetik systematisierte. Das Freiburger Institut hat diese Methode in den deutschsprachigen Raum eingeführt und veranstaltet seit Jahren regelmäßig Schulungen in diesem Bereich. Nähere Informationen direkt von:

Institut für Angewandte Kinesiologie Freiburg
Zasiusstraße 67
Tel.: 0761/7 27 29
Fax: 0761/70 63 84

13. Auflage 1997

CIP-Titelaufnahme der Deutschen Bibliothek
Lerngymnastik
Zusammenstellung und Illustration: Erich Ballinger
Lektorat: Dr. Irene Kunze

ISBN 3-209-02450-2

FÜR JENE, DIE MEHR WISSEN WOLLEN

Dr. Paul Dennison war es, der mit EDU-KINESTETIK eine leicht anwendbare Methode geschaffen hat, die unseren Kindern das Lernen mit dem „ganzen Gehirn“ vermittelt. Im Verlag für Angewandte Kinesiologie, Freiburg, sind seine Bücher in deutscher Sprache erschienen.

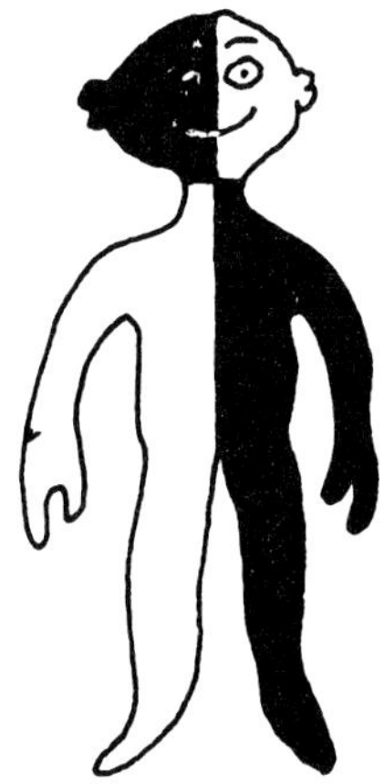

Ausgegangen wird von der Tatsache, daß eine Gehirnhälfte (bei den meisten Menschen die linke) aufeinanderfolgend oder zergliedernd, logisch und verstandesmäßig arbeitet, jedoch keine Speicherkapazität besitzt. Die andere Hälfte funktioniert ganzheitlich, bildhaft und gefühlsmäßig und ist für das Gedächtnis verantwortlich. Die linke Gehirnhälfte aktiviert die Muskeln der rechten Körperseite, die rechte Gehirnhälfte ist aktiv, wenn die linke Körperseite bewegt wird. Diese Erkenntnisse nutzt die EDU-KINESTETIK, um ein Zusammenschalten der beiden Gehirnhälften zu erreichen. Streß, Angst vor Versagen und geringes Selbstvertrauen führen dazu, daß eine Gehirnhälfte abschaltet. Wir arbeiten dann nur mit halbem Potential, beim Kind kommt es zum Lernversagen.

Sollte Ihr Kind beim Kreuztanzen (Überkreuzbewegung) ernste Schwierigkeiten haben, so sollte eine „Lateralitätsbahnung nach Dennison“ erfolgen. Wie Sie das einfach mit Ihrem Kind durchführen können, erklärt das Buch „EK für Kinder“ von Dr.Paul Dennison (Verlag für Angewandte Kinesiologie, Freiburg).

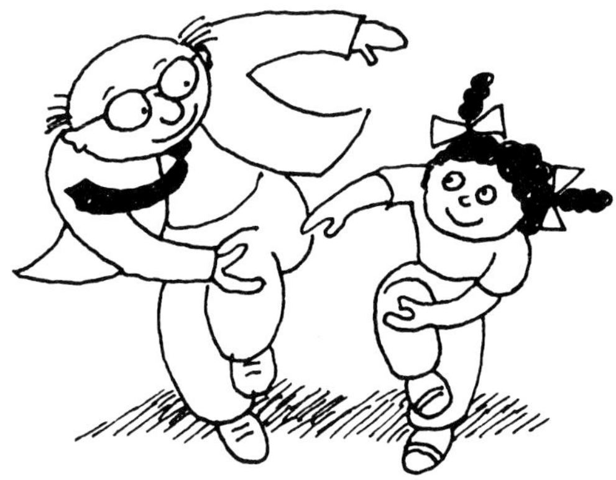

Machen Sie die Lerngymnastik gemeinsam mit Ihrem Kind. Dem Kind macht es so mehr Spaß, und auch Sie können damit Ihre physische und psychische Gesundheit verbessern. Oder sind Sie sich so sicher, daß Sie gegen „Buchstabenwerverchslungen“ gefeit sind?

Tun Sie was dagegen – jetzt!

AUFWECKER (Gehirnknöpfe)

Müde? Lustlos? Abgekämpft? –
Versuch mal das:

- Mit Daumen und Zeigefinger einer Hand massierst du die zwei Gehirnknöpfe. Du findest sie an den weichen Stellen unter den Schlüsselbeinen, knapp beim Brustbein.

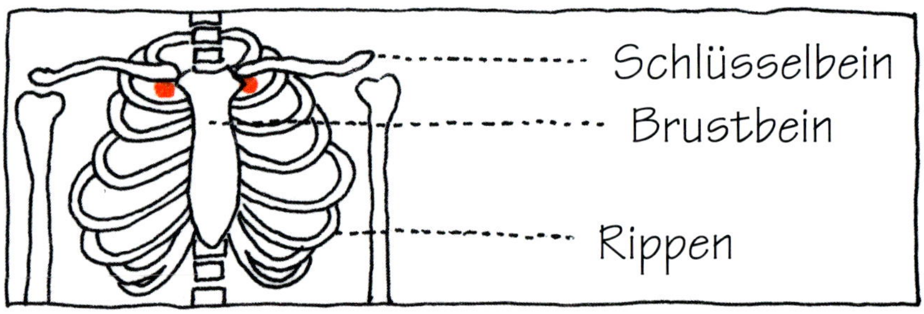

- Mit dem Zeige- und Mittelfinger der anderen Hand reibst du den Nabel mit kreisförmigen Bewegungen.

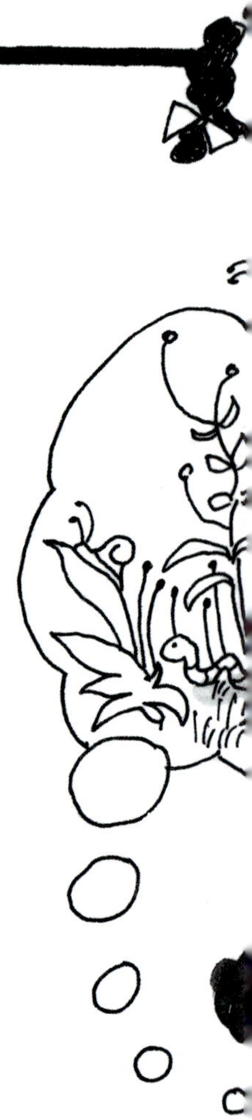

FÜR JENE, DIE MEHR WISSEN WOLLEN:

Durch die Stimulierung der „Gehirnknöpfe“ wird ein Zusammenschalten beider Gehirnhälften erreicht.

Beim Legastheniker hilft diese Übung

- bei der Zusammenziehung der Konsonanten
- gegen Verwechslungen und Umdrehungen von Buchstaben
- bei der Überschreitung der Mittellinie

Dauer der Übung: 1 Minute

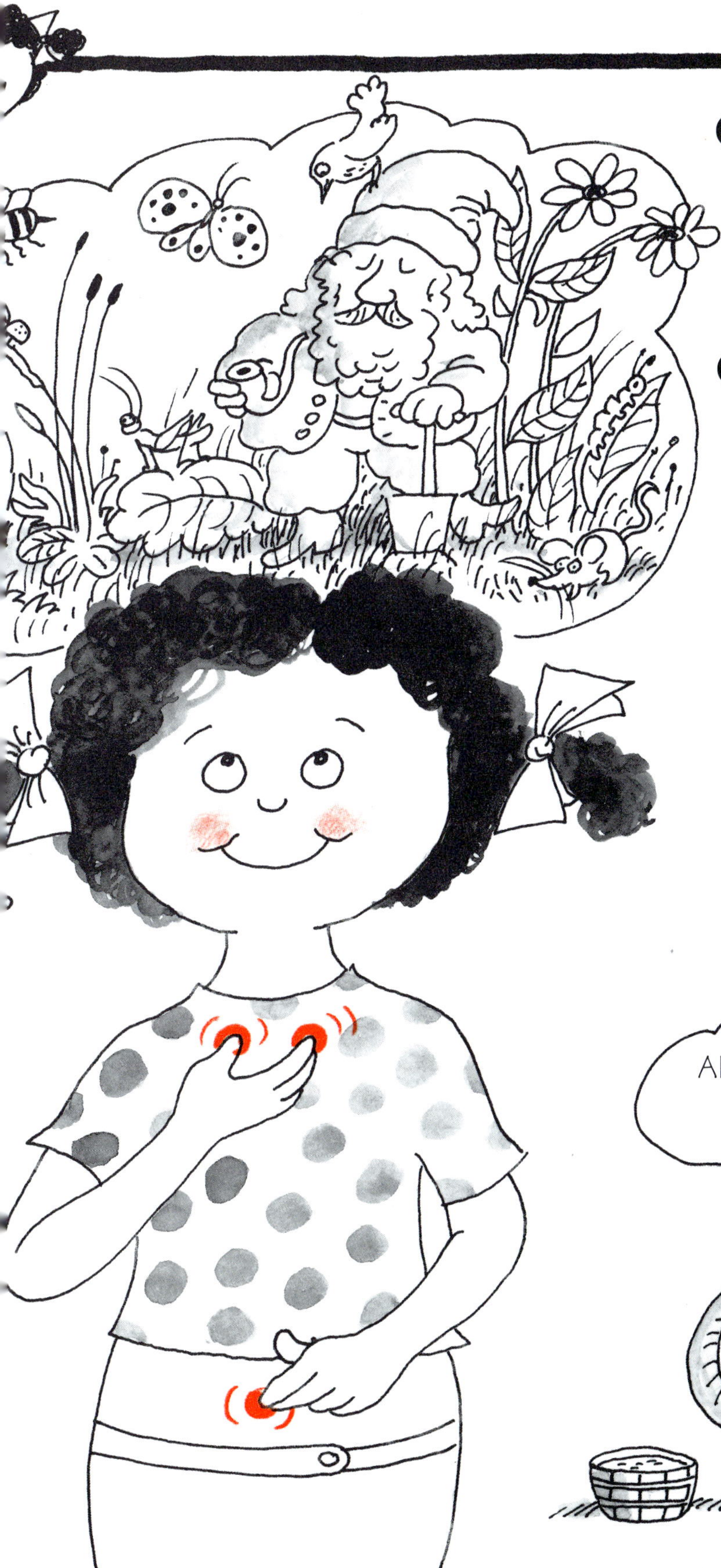

- Deine Zunge legst du auf den Gaumen. Denk dabei an etwas Schönes.
- Nach 1 Minute bist du frisch und läufst ab wie ein – Wecker.

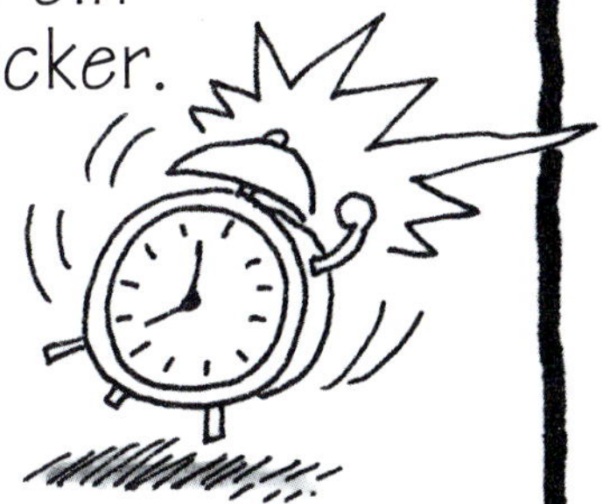

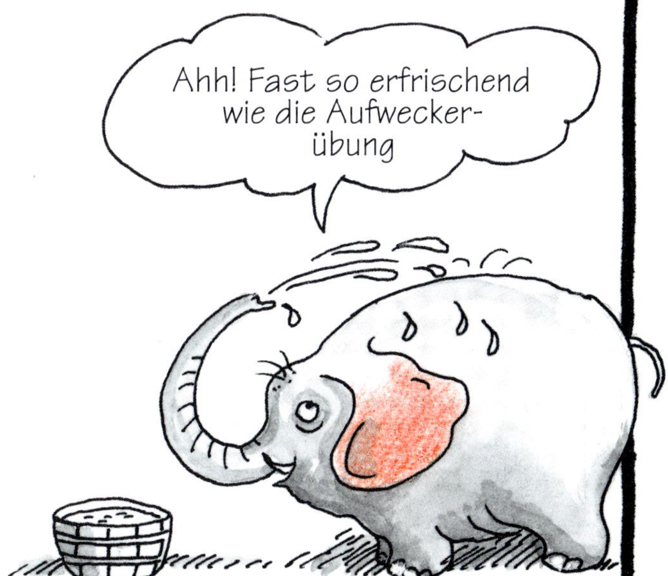

KREUZTANZEN

(Überkreuzbewegung)
Ein Tänzchen gefällig? – Schieb die Kassette* ein, und los geht's!

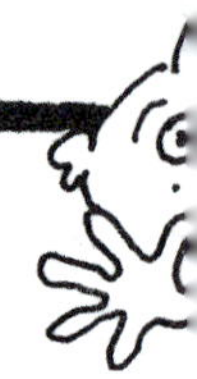

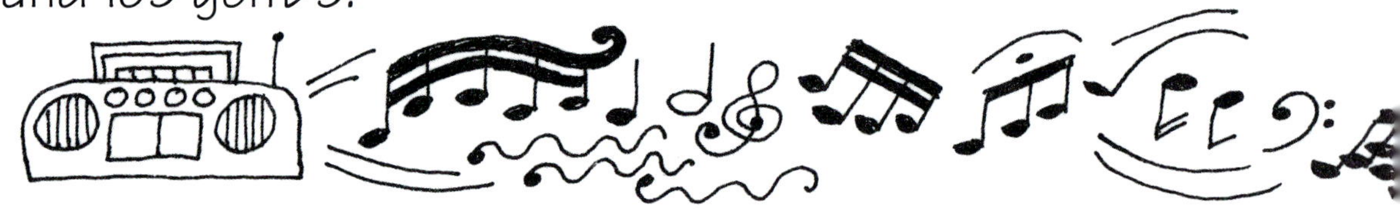

- Wie im Bild mußt du mit einer Hand das gegenüberliegende Knie berühren. Dann wechselst du. Linke Hand – rechtes Knie – ... rechte Hand – linkes Knie ... linke Hand – rechtes Knie ... Laß die Arme schwingen, locker bleiben, paß dich dem Rhythmus der Musik an ... links ... rechts ... links ...

- Laß deine Augen kreisen. Nach oben, nach unten, nach links, nach rechts ...

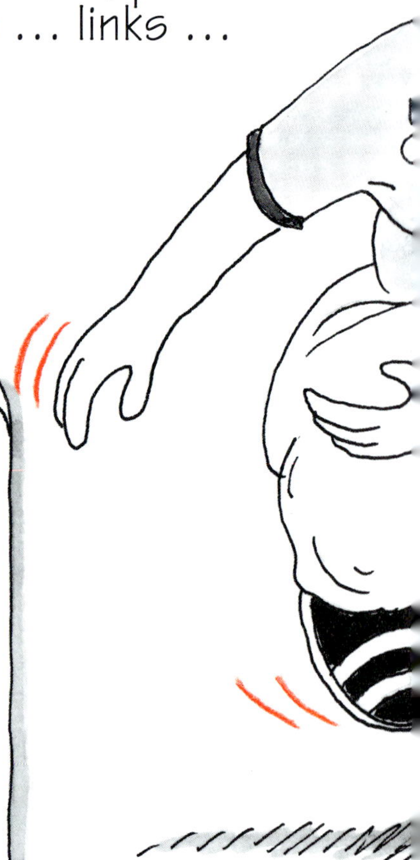

FÜR JENE, DIE MEHR WISSEN WOLLEN:

Über-Kreuz-Bewegungen stimulieren beide Gehirnhälften gleichzeitig, erleichtern das Kreuzen der Mittellinie und ermöglichen somit besseres Lernen.

Zusätzlich fördert diese Übung

- binokulares Sehen (beidäugiges, plastisches Sehen)
- Raumbewußtsein (rechts/links Unterscheidung)
- Gehirn-Muskelkoordination

Dauer der Übung: mindestens 1 Minute

* Die Musikkassette zum Buch ist im Buchhandel erhältlich.

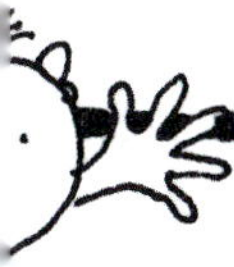

Nach der Übung setzt du dich bequem hin und verschränkst die Finger. Denk dabei daran, wie gut deine beiden Gehirnhälften zu sammenarbeiten!

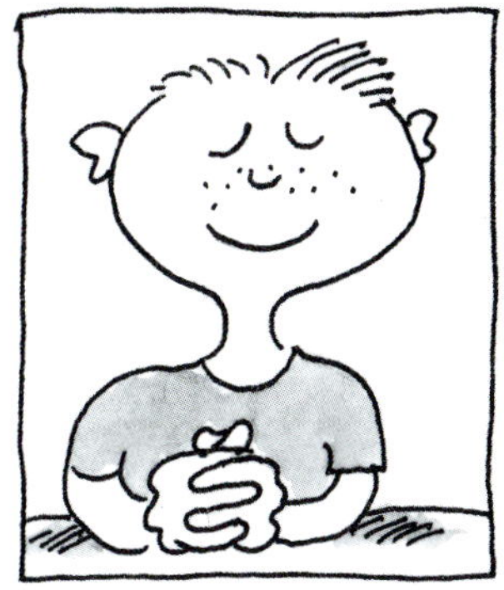

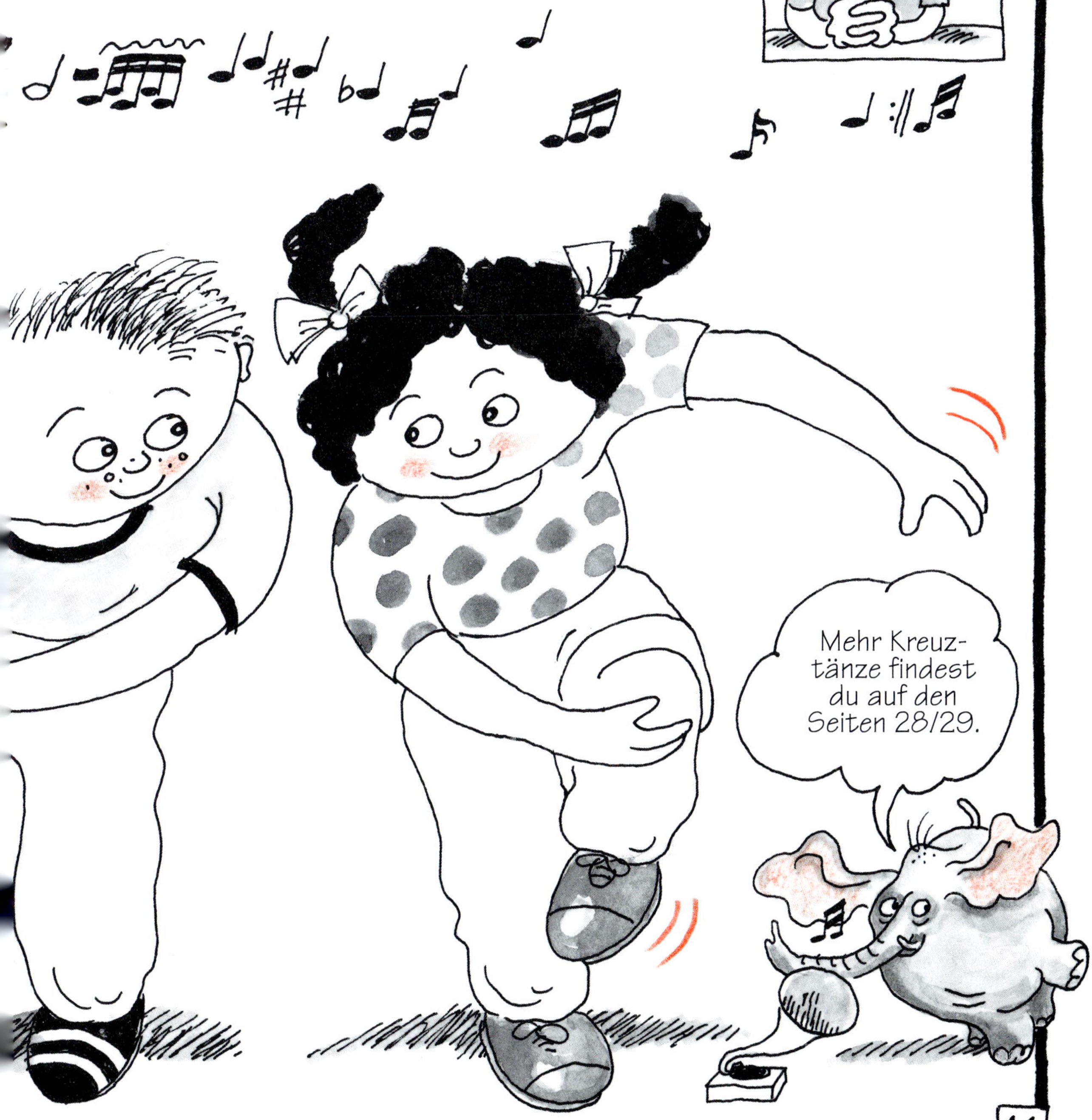

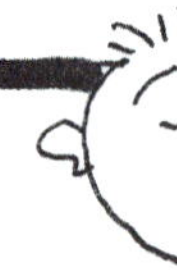

BLITZABLEITER

(Erd- und Raumknöpfe)

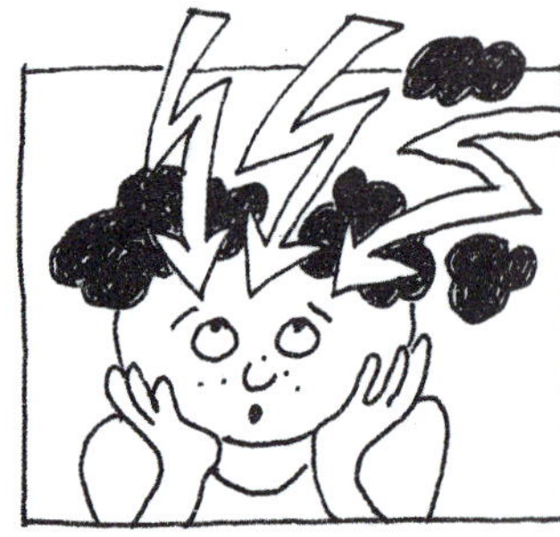

Wenn es in deinem Kopf zugeht wie bei einem Gewitter – wenn du angespannt und unruhig bist –, dann schaffst du Ruhe durch die Blitzableiterübung:

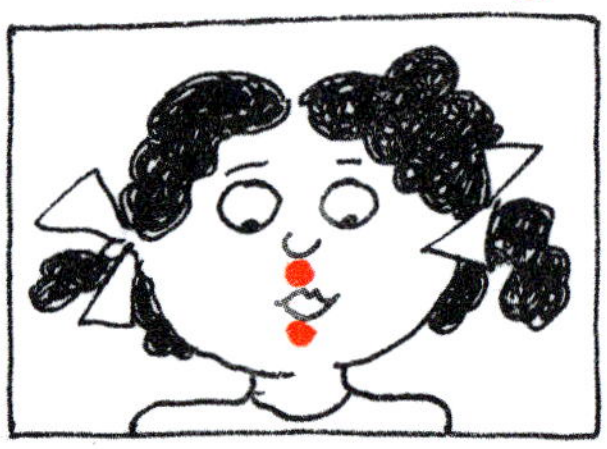

- Mit zwei Fingern rubbelst du die Stelle oberhalb der Oberlippe und unterhalb der Unterlippe. Zeige- und Mittelfinger der anderen Hand legst du auf den Nabel und massierst ihn sanft.

Nach drei tiefen Atemzügen wechselst du die Hände und atmest wieder dreimal durch.

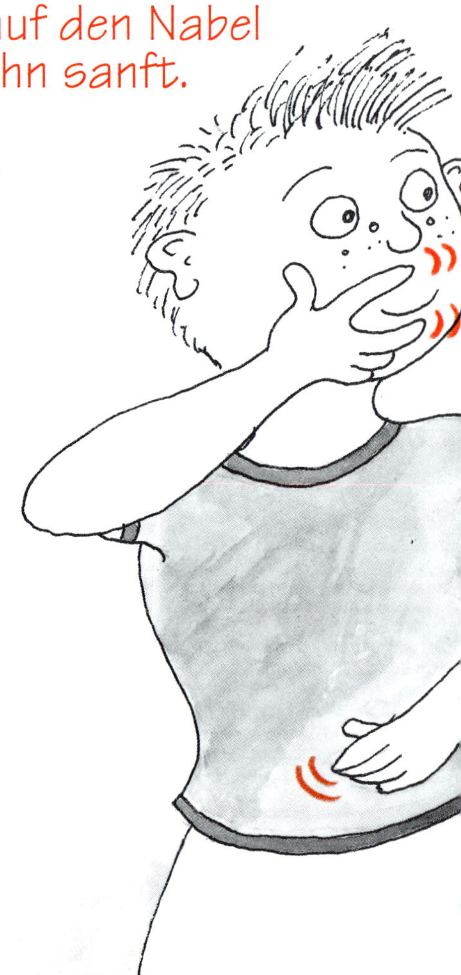

FÜR JENE, DIE MEHR WISSEN WOLLEN:

Die Erd- und Raumknöpfe sind wichtige Akupressurpunkte.

Die Massage dieser Punkte bewirkt

- Entspannung des zentralen Nervensystems
- Steigerung der Konzentration
- Stimulierung zur Arbeit im Gehirnmittelfeld
- Minderung überaktiven Verhaltens

Dauer der Übung: etwa je 1 Minute

- Es macht Spaß, während des Rubbelns zu summen.
- Nun zum zweiten Teil der Übung: Eine Hand kommt wieder an den Nabel, mit der anderen reibst du sanft das Steißbein.

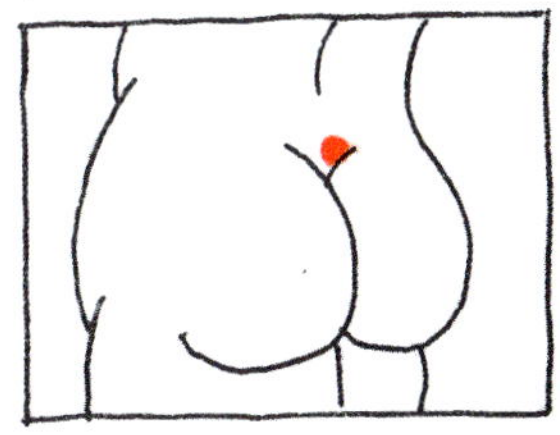

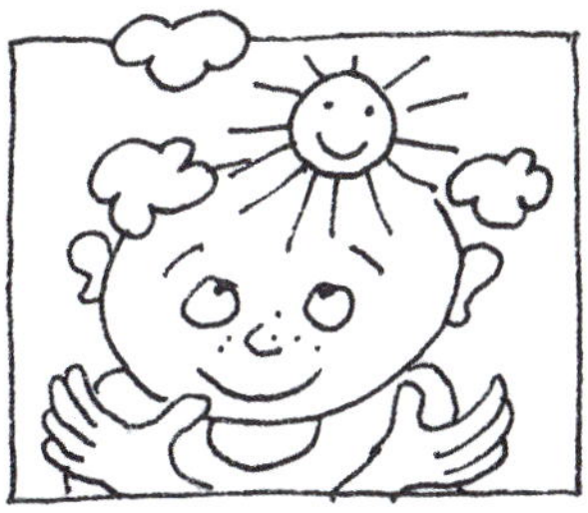

Drei tiefe Atemzüge – Hände wechseln – drei tiefe Atemzüge –,und schon hast du wieder schönes Wetter im Kopf.

Übrigens: Mach vor und nach dieser Übung den „Aufwecker“! Das erfrischt.

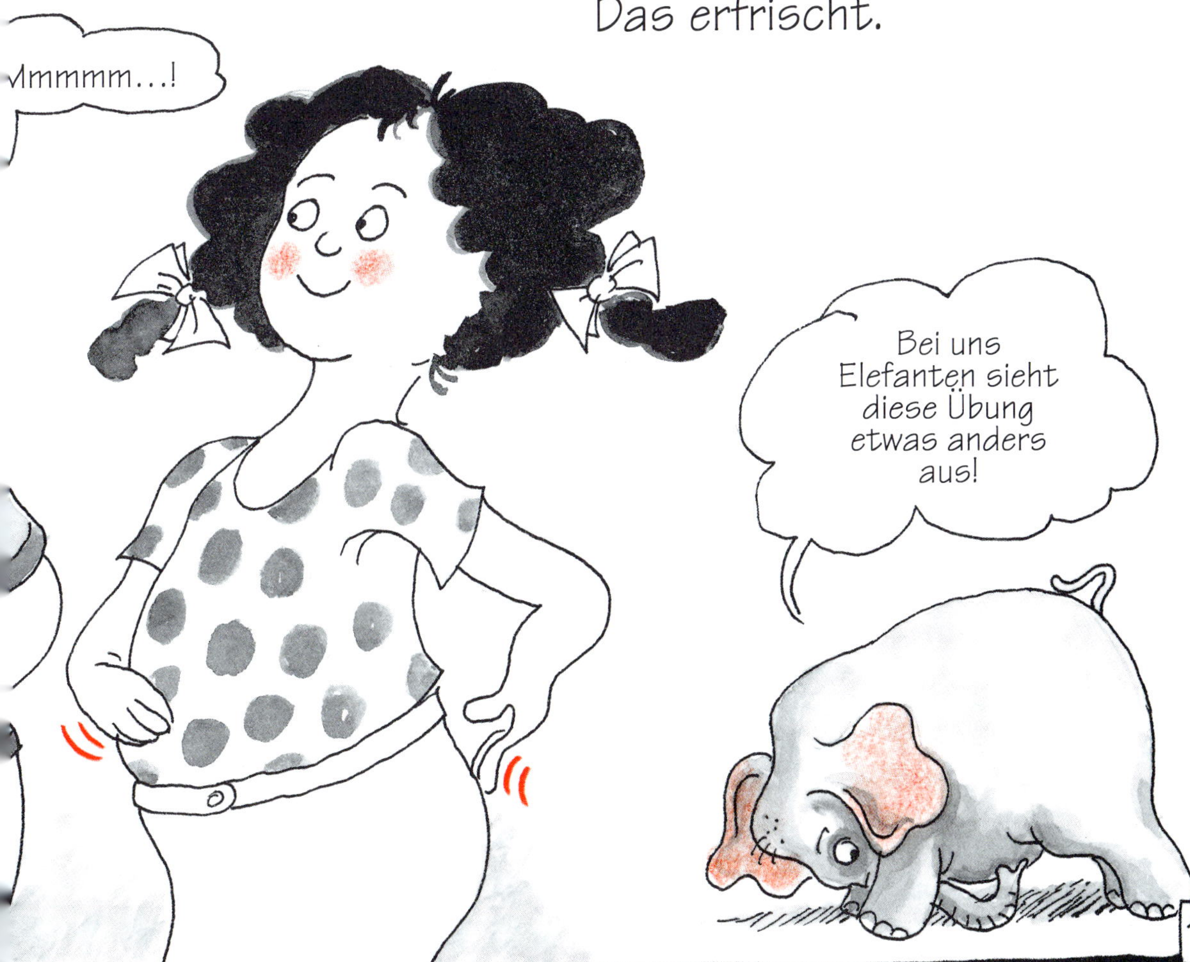
Mmmmm…!
Bei uns Elefanten sieht diese Übung etwas anders aus!

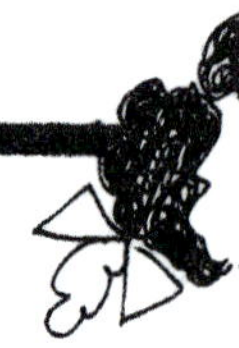

OHRENSPITZEN

(Denkmütze)

Wer will schon an den Ohren gezogen werden? Doch wenn du selbst an deinen eigenen Ohren ziehst – zart und mit Gefühl natürlich –, kann das auch Vorteile haben.

- Mit Zeigefinger und Daumen ziehst du den Rand deiner Ohren nach außen, so als wolltest du sie ausfalten. Beginn am oberen Rand des Ohres und geh nach unten bis zum Ohrläppchen!

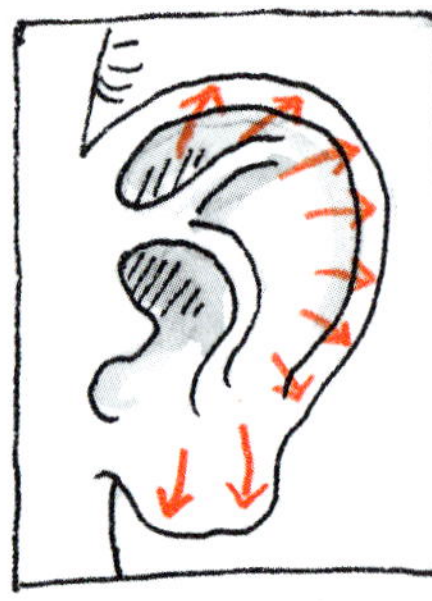

FÜR JENE, DIE MEHR WISSEN WOLLEN:

Bei dieser Übung werden Akupunkturstellen berührt, die hauptsächlich den Wahrnehmungsbereich des Hörens und Hörverstehens stimulieren:

- Steigerung der Aufmerksamkeit
- besseres Zuhören und Sprechen
- Aktivierung des Gedächtnisses
- Kreuzen der Mittellinie im Bereich des Hörens

Dauer der Übung: 15mal

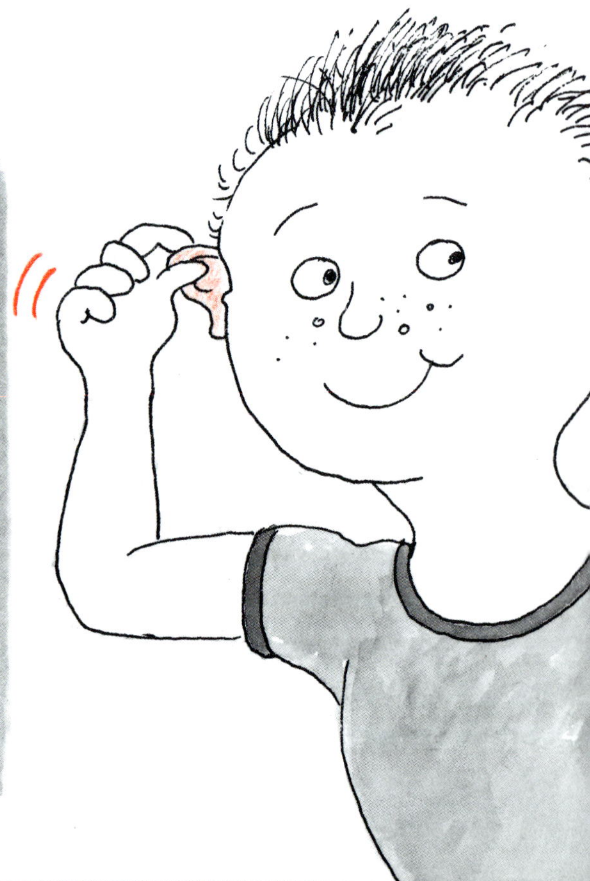

- Nach 15mal Ohrenreiben wirst du besser und aufmerksamer zuhören können. Niemand wird dir sagen müssen: „Spitz deine Ohren!“

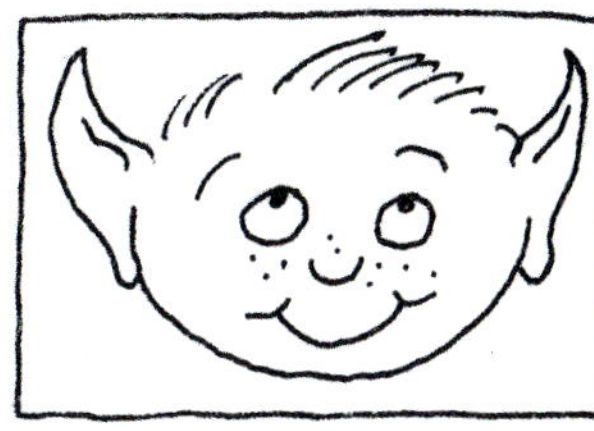

- „Große Ohren, großer Durst!“ sagt ein Sprichwort. Wie wäre es wieder einmal mit einem Glas Wasser?

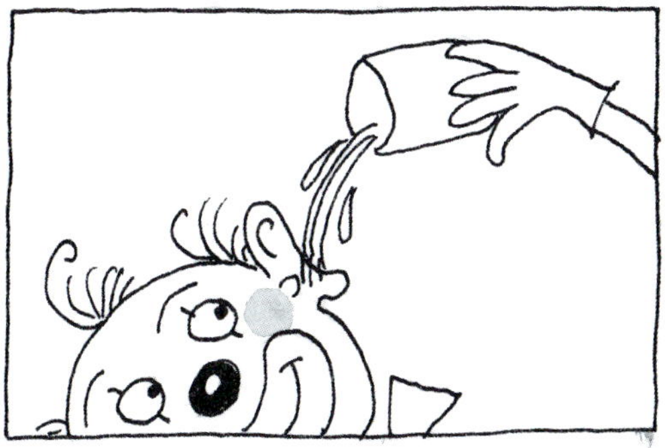

Doch nicht so, du Clown!

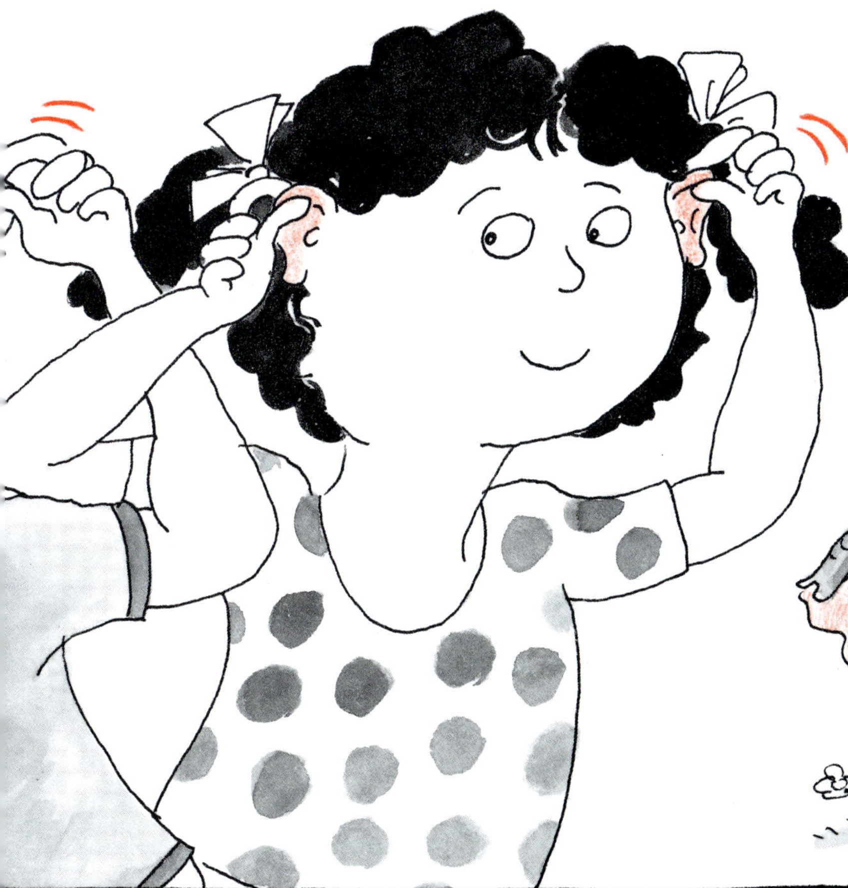

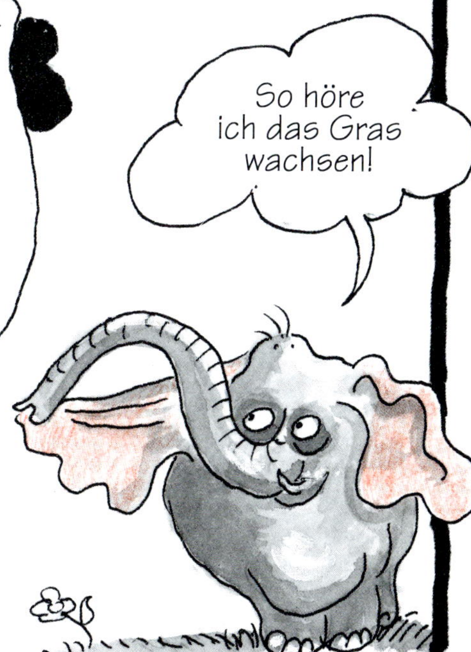

LICHTSCHALTER

(Stirnbeinhöcker – Positive Punkte)

Angst haben wir alle: vor Prüfungen, vor Strafen, vor dem Versagen ... Angst lähmt unser Denken und erzeugt Finsternis in unserem Kopf – Kurzschluß, Stromausfall.
Dreh deinen Lichtschalter an, und schon wird es wieder hell!

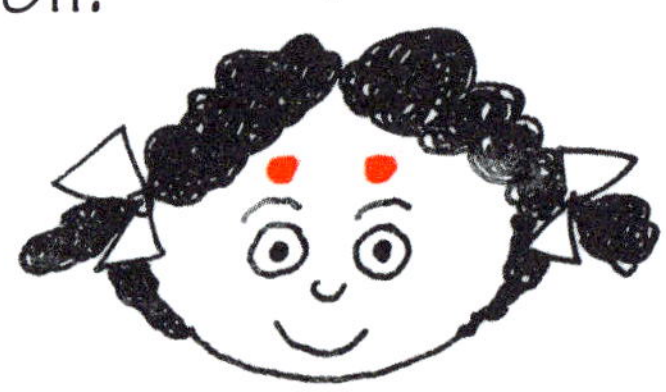

- Deine Lichtschalter findest du auf der Stirn zwischen Augenbrauen und Haaransatz. (Die Stirn hat hier kleine Höcker.)
- Berühre mit den Fingerkuppen sanft diese Punkte! Schließ dabei die Augen und entspanne dich! Denk an ein Erlebnis, mit dem du nicht fertig geworden bist.

FÜR JENE, DIE MEHR WISSEN WOLLEN:

Die Berührung der Stirnbeinhöcker hilft, eine positive Einstellung zu unbewältigten und unangenehmen Erlebnissen zu finden.
Diese Übung

- baut Streß und Spannungen ab
- löst Gedächtnisblockaden („Ich hab's auf der Zunge")
- aktiviert das Gedächtnis
- hilft wertfrei beurteilen

Dauer der Übung: Nach Belieben, mindestens 1 Minute

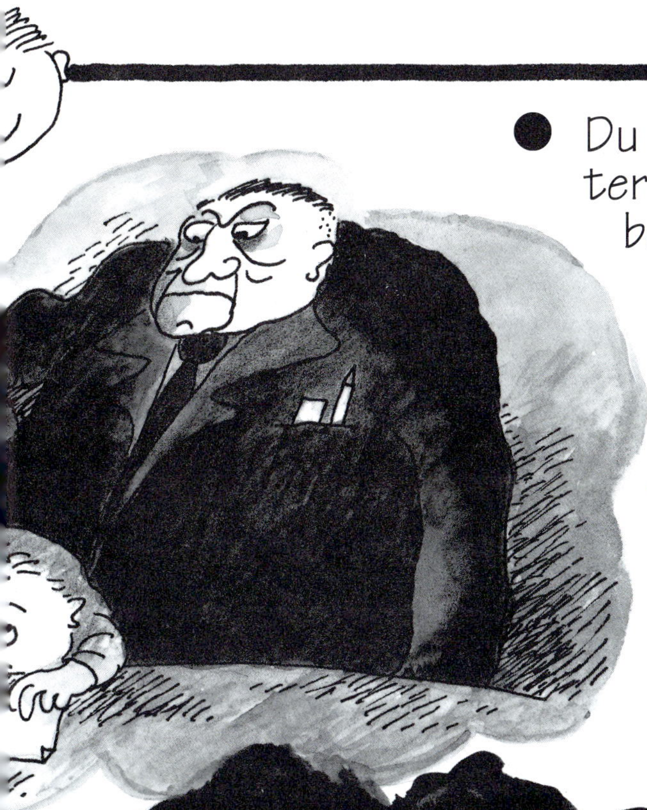

- Du kannst dir die Lichtschalter auch von jemand anderem berühren lassen. So kannst du leichter entspannen.
- Eine ähnliche Wirkung erzielst du auch, wenn du den Nagel des Ringfingers auf die Daumenkuppe legst. Das fällt nicht auf und kann auch während einer Prüfung gemacht werden.

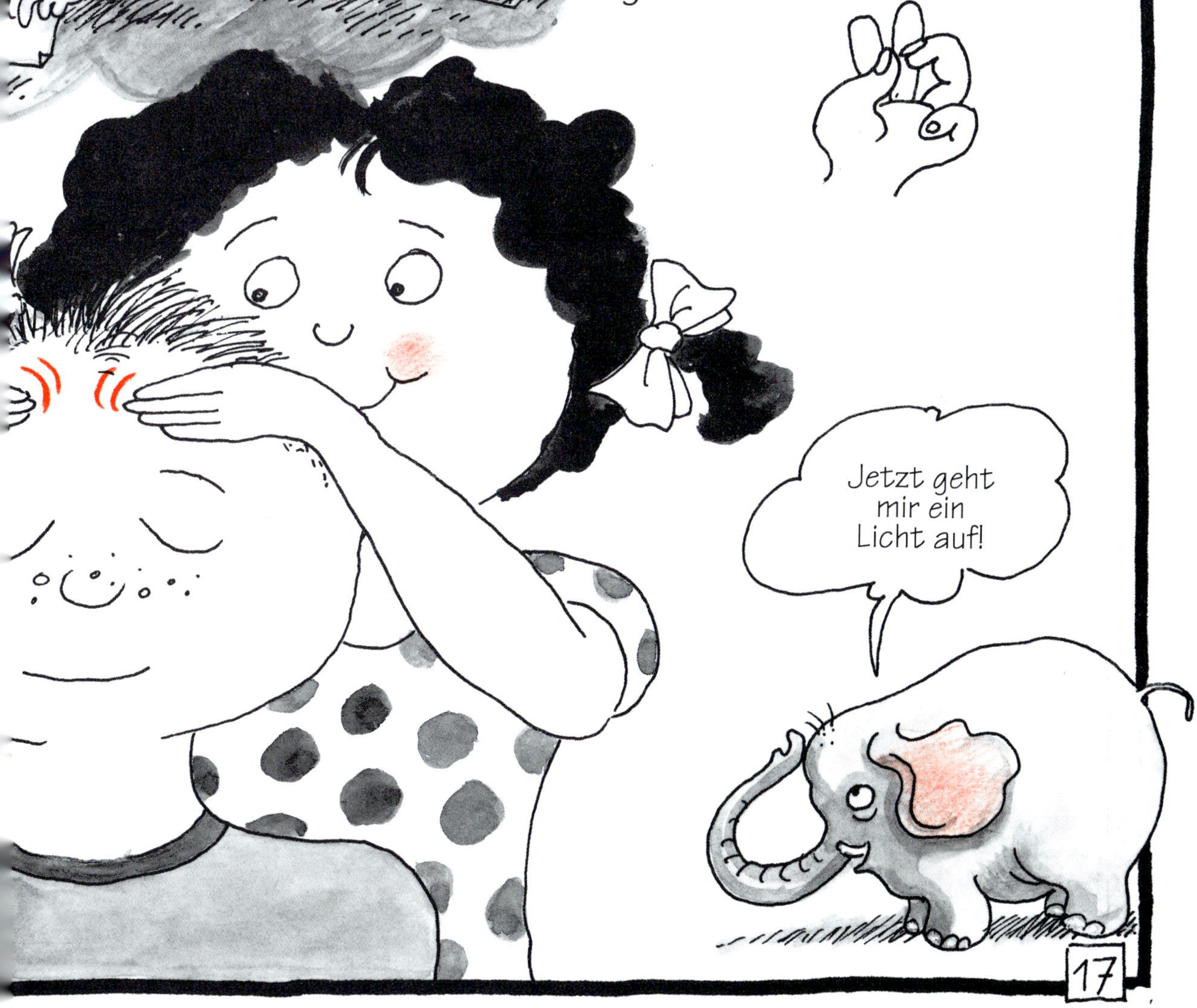

ENERGIESITZEN

(Cook-Übung)

Wenn es mit der Konzentration nicht klappt, wenn du müde oder nervös bist, dann versuch es einmal mit einer Energiesitzung!

- Setz dich hin wie auf Bild 1. Ob du das rechte über das linke Bein legst oder umgekehrt, mußt du selbst herausfinden. Sitz, wie es für dich bequemer ist!

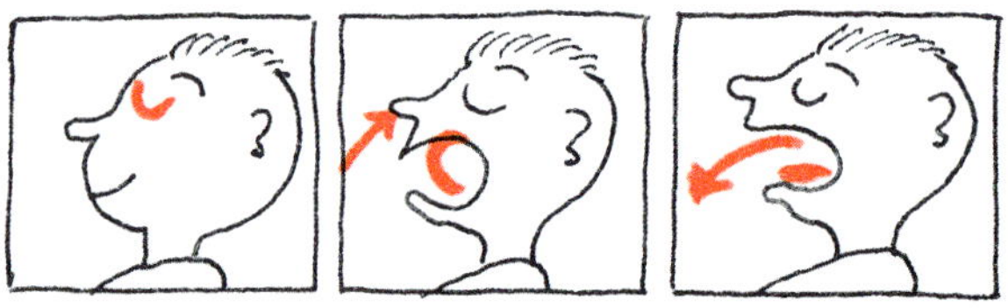

Schließ die Augen, atme tief durch die Nase ein und lege dabei die Zunge auf den Gaumen. Atme durch den Mund aus und laß dabei die Zunge lose im Mund!

FÜR JENE, DIE MEHR WISSEN WOLLEN:

Energiesitzen ist zugleich Entspannungs- und Stimulationsübung.
Besonders gefördert werden dadurch

- emotionale Zentriertheit (Abbau von Übersensibilität)
- Aufmerksamkeit
- Gleichgewicht und Koordination
- Selbstwertgefühl
- Atmung

Dauer der Übung: 1 Minute pro Stellung

- Nach etwa einer Minute setzt du dich so wie auf Bild 2. Fingerspitzen aneinander halten – tief atmen – eine Minute lang.

- Na, wie fühlst du dich? – Du könntest Bäume ausreißen? Gut für dich – aber bitte laß die Bäume stehen!

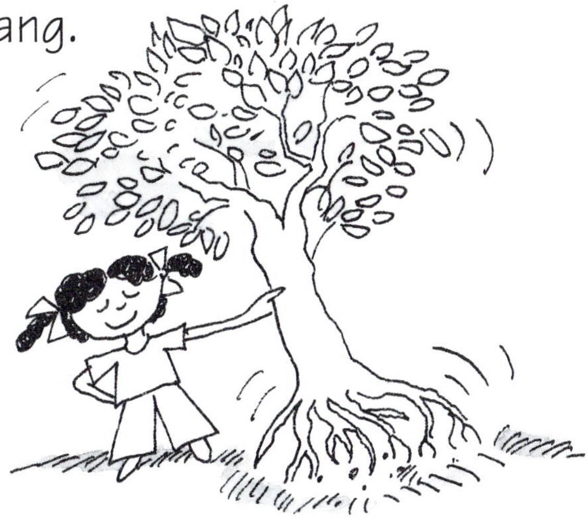

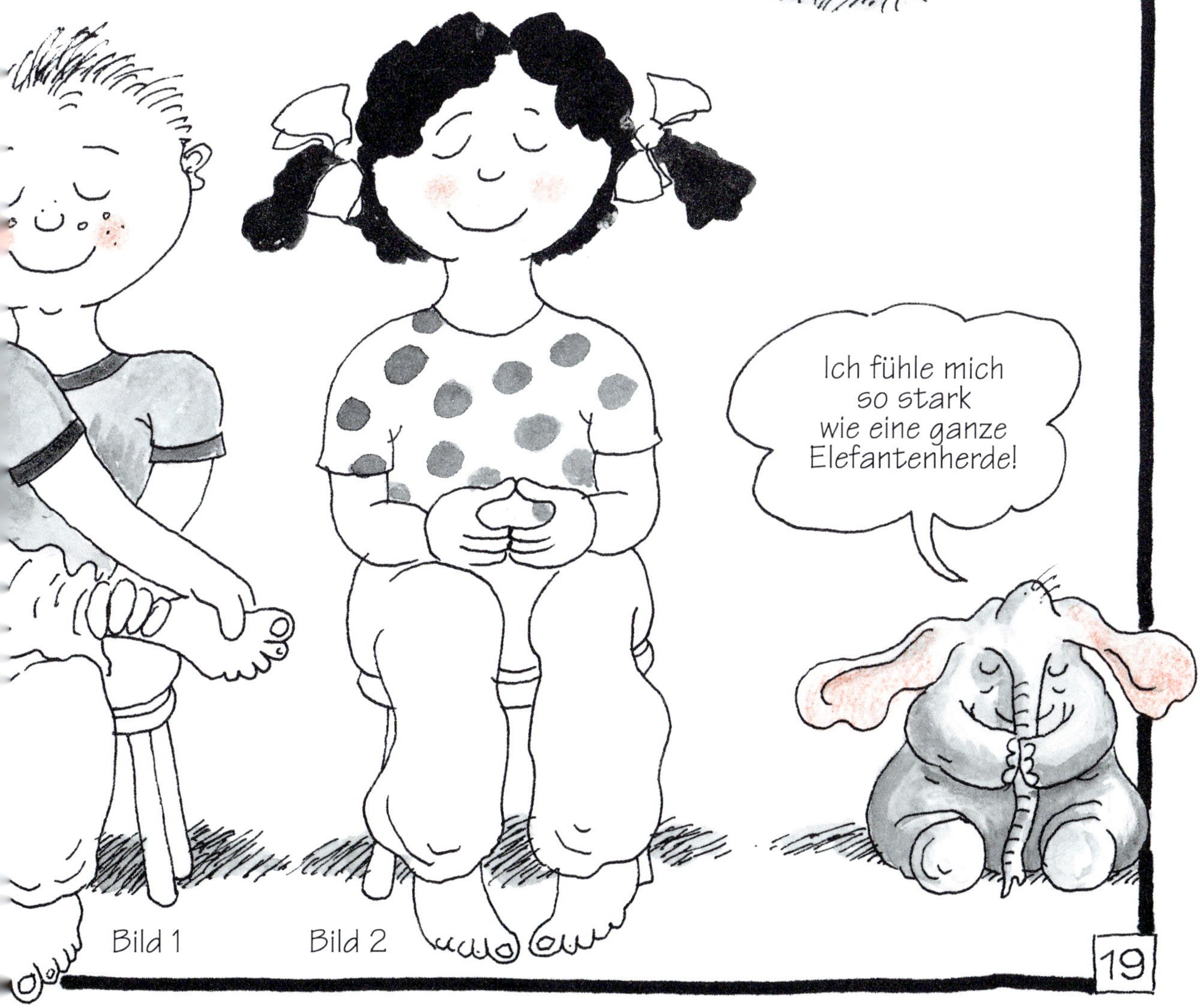
Ich fühle mich so stark wie eine ganze Elefantenherde!
Bild 1
Bild 2

ELEFANTENWIEGE

(Elefantenübung)

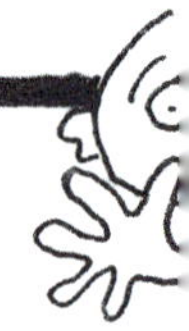

Stell dir vor, du bist ein Elefant. Einer mit großen Ohren, einem langen Rüssel und starken Beinen, die fest am Boden stehen.

- Elefanten wiegen oft ihren Körper langsam hin und her. Mach es ihnen nach: Leg dein Ohr an die Schulter. Dein ausgestreckter Arm ist der Rüssel, der fest mit dem Kopf verwachsen ist.
- Schwing nun Oberkörper, Kopf und Arm ruhig und locker durch die Luft – so, daß eine große liegende Acht entsteht!

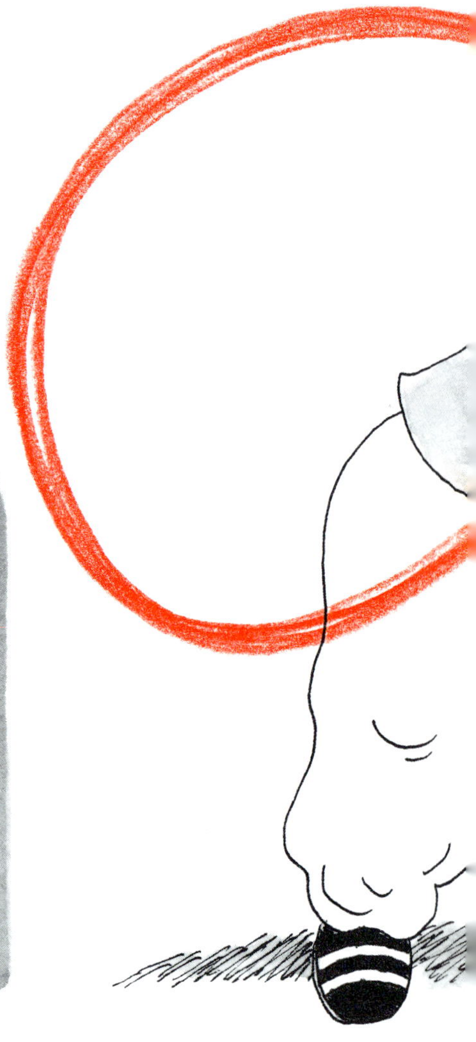

FÜR JENE, DIE MEHR WISSEN WOLLEN:
Zwischen Tonwahrnehmungen und den Nackenmuskeln besteht ein wissenschaftlich erwiesener Zusammenhang.

Durch das Elefantenwiegen wird

- die Nackenmuskulatur entspannt
- Hörverstehen gefördert
- das Gleichgewichtsgefühl verbessert
- verborgenes Sprechvermögen freigelegt und
- streßfreies Sprechen ermöglicht

Dauer der Übung: 10mal zu jeder Seite

- Beginne mit der Acht am Schnittpunkt mit einer Aufwärtsbewegung. Die Augen schauen auf die Finger und über die Finger in die Ferne.
- Mach diese Übung auch mit dem anderen Arm!
- Elefanten haben großen Durst. Trink nach der Elefantenwiege ein Glas Wasser!

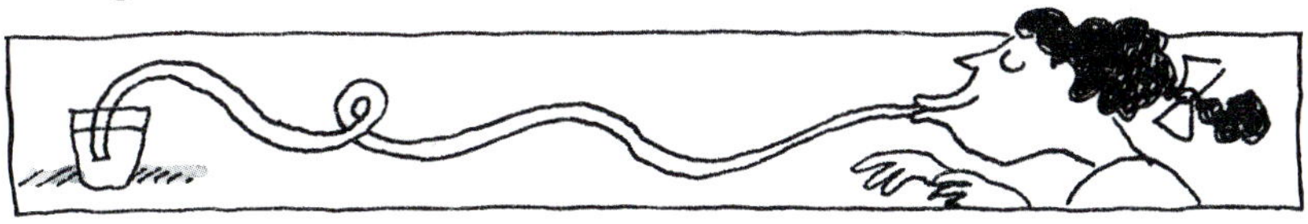

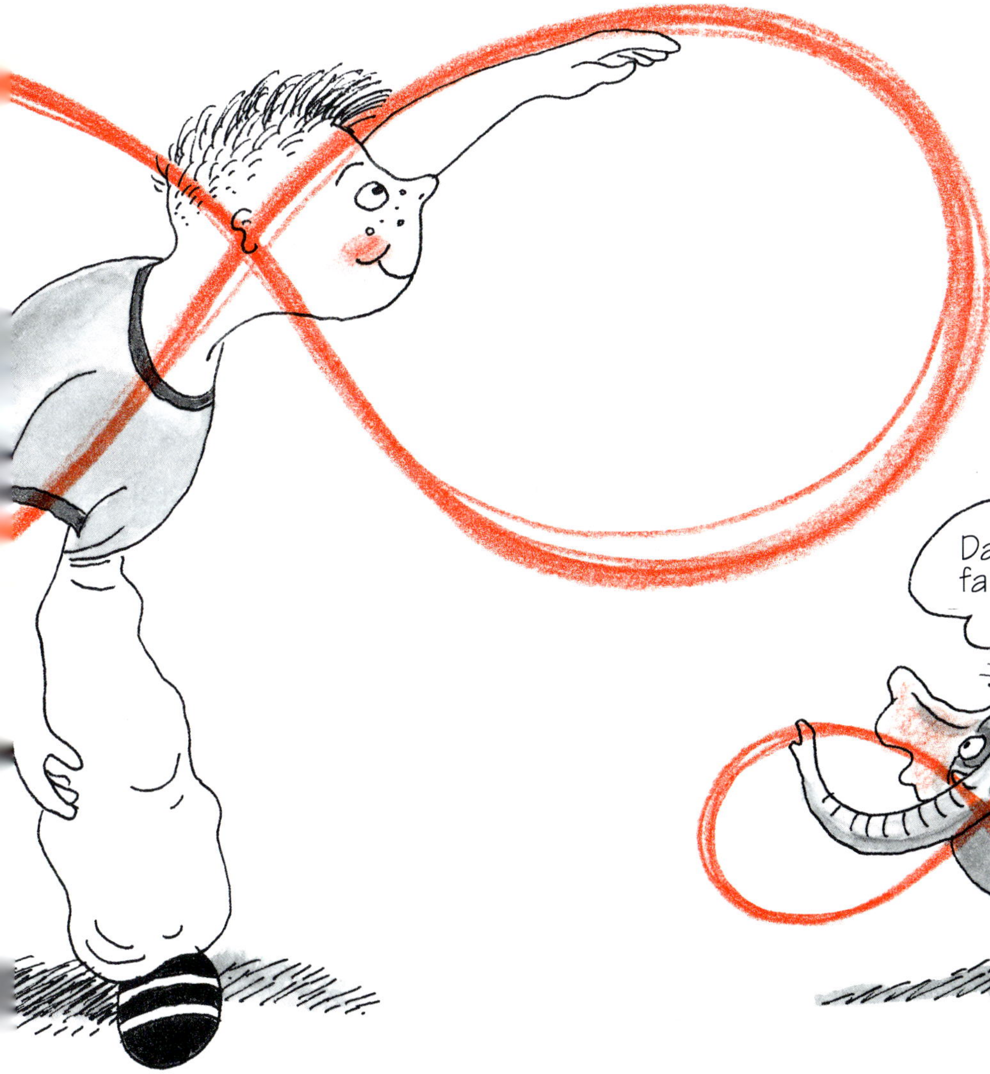

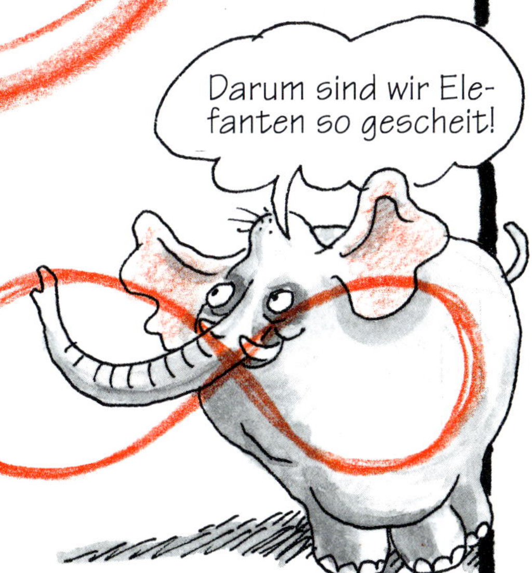

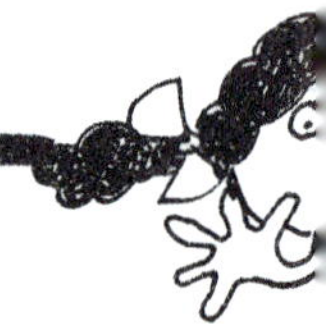

LIEGENDE ACHT (Achterschleifen)

Wenn du beim Lesen und Schreiben immer die Buchstabe
verwechselst, so gibt es dagegen ein einfaches Mittel:

- Streck den Arm deiner Schreibhand aus und schwing
  große liegende Achten in die Luft!

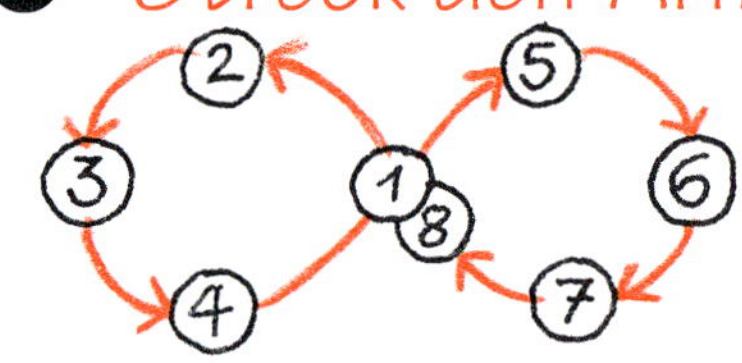

Beginne am Schnittpunkt und führe
deinen Arm nach oben weiter!

- Jetzt mit dem anderen Arm, dann mit beiden Armen.
- Laß sie weit ausschwingen – groß sollen deine Achten werden.
- Der Kreuzungspunkt deiner Acht soll vor dir, zwischen den Augen liegen!

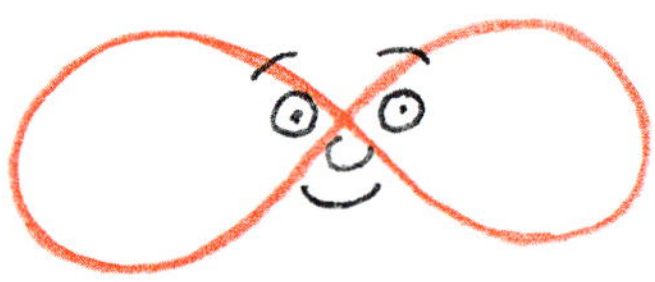

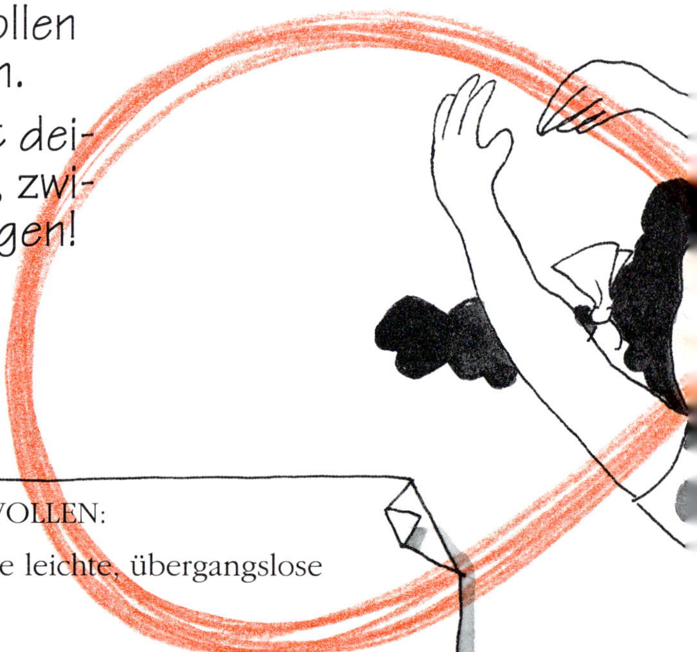

FÜR JENE, DIE MEHR WISSEN WOLLEN:

Die liegende Acht ermöglicht eine leichte, übergangslose Überkreuzung der Mittellinie.
Diese Übung
- behebt Verwechslungen von Buchstaben beim lese- rechtschreibschwachen Kind
- fördert die Unterscheidungs- und Merkfähigkeit von Symbolen
- erleichtert das Entschlüsseln der geschriebenen Sprache
- verbessert Balance, Koordination und Zentrierung
- unterstützt streßfreies Schreiben

Dauer der Übung: 3–5 Minuten

- Folge mit den Augen der Bahn deiner Fingerspitzen!

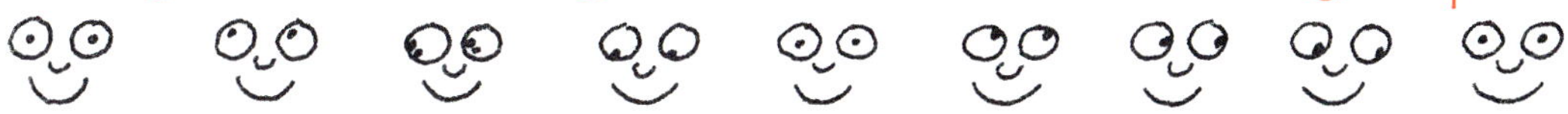

- Mach diese Übung mit Musik von der Kassette! Du kannst deinen Achten auch ein Wiegenlied singen, damit sie besser schlafen können:

Drei, vier, fünf, sechs, sieben, acht – sie ist noch nicht aufgewacht. Meine Acht schläft gern im Liegen, drum ist sie gleich im Bett geblieben.

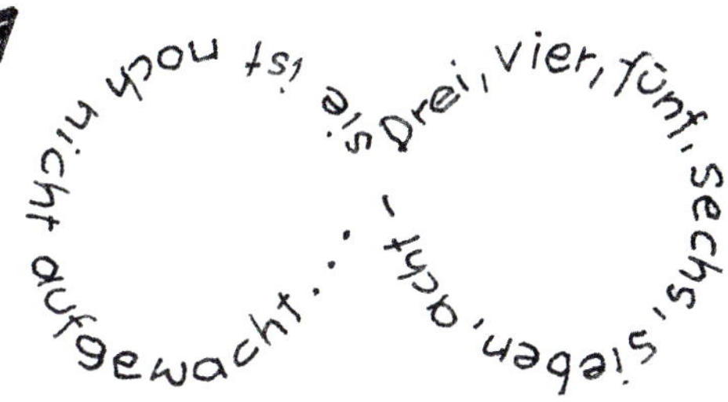

- Zeichne deine liegende Acht auch an die Tafel und auf Packpapier!

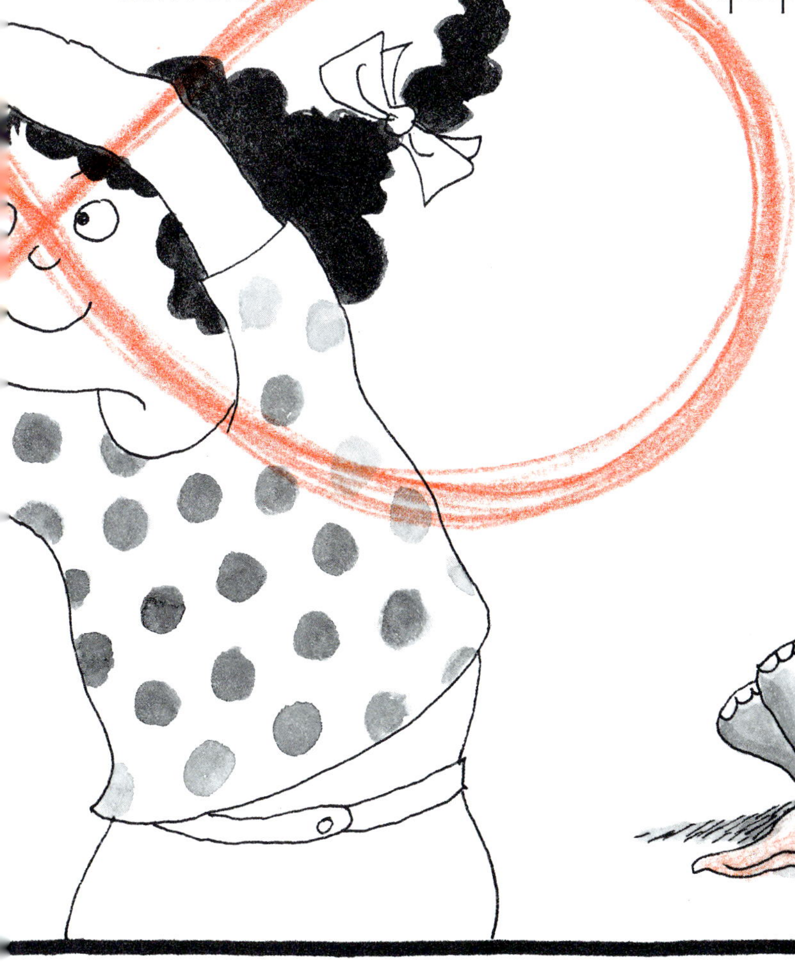

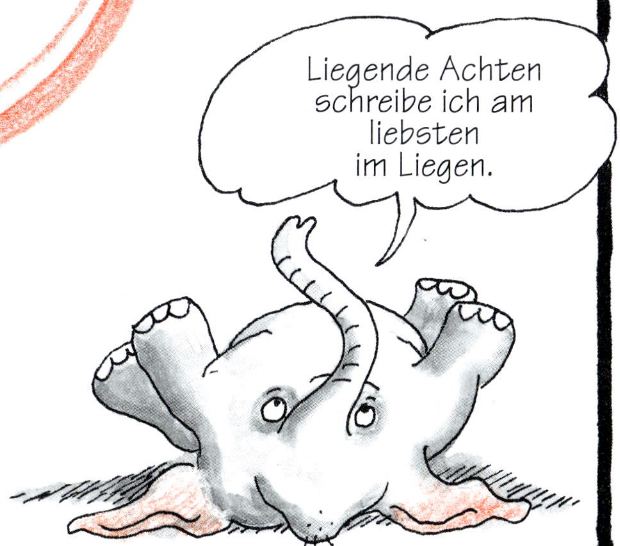

PENDELSCHWUNG

(Schwerkraftgleiter)

Sitzen, sitzen, sitzen: in der Schule, bei den Aufgaben, beim Lernen. – Es wird wieder einmal Zeit, dein Sitzfleisch zu lockern. Das machst du mit dem Pendelschwung:

- Überkreuze deine Beine wie auf dem Bild!
- Laß Oberkörper und Arme locker hinunterhängen!
- Schwing weit nach links und rechts wie das Pendel einer Kuckucksuhr!
- Mach die Übung, solange es dir Spaß macht, vergiß aber nicht, zwischendurch die Beine andersrum zu überkreuzen!

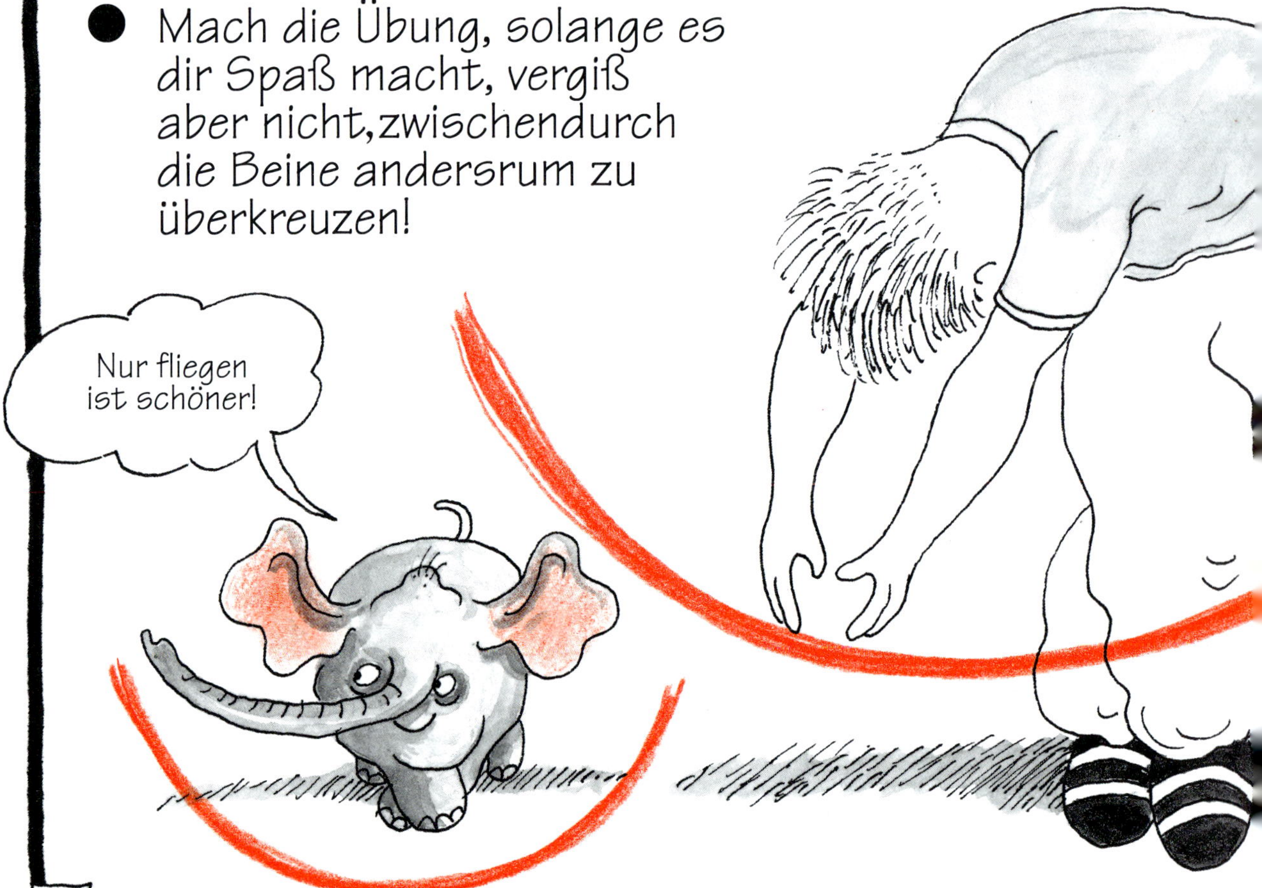

- Versuch es einmal! Du wirst sehen, danach geht das Sitzen wieder leichter, und du fühlst dich beschwingt wie ein Kuckuck.

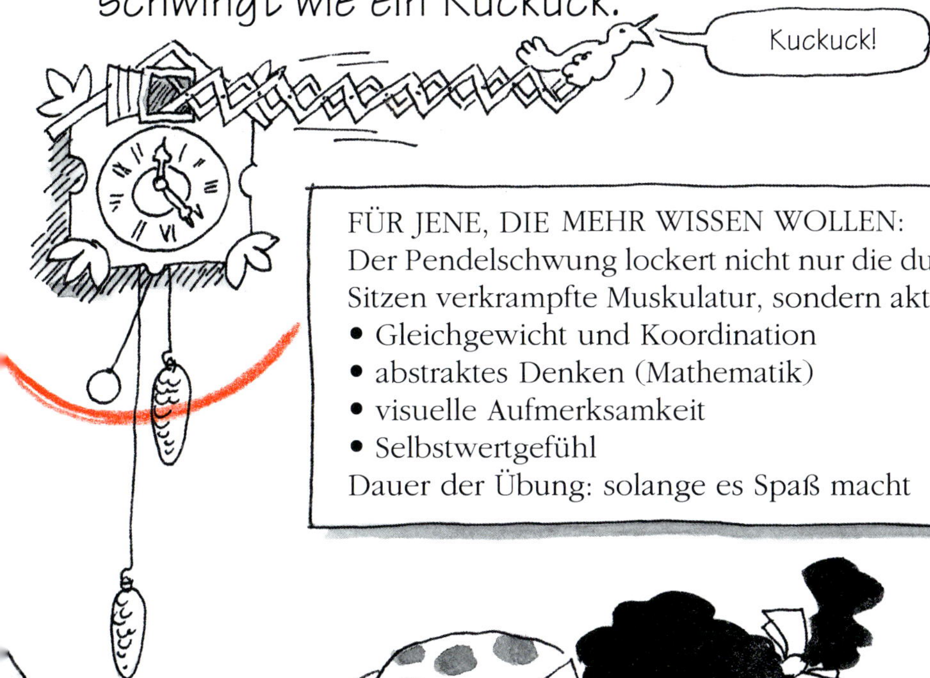

FÜR JENE, DIE MEHR WISSEN WOLLEN:
Der Pendelschwung lockert nicht nur die durch langes Sitzen verkrampfte Muskulatur, sondern aktiviert auch

- Gleichgewicht und Koordination
- abstraktes Denken (Mathematik)
- visuelle Aufmerksamkeit
- Selbstwertgefühl

Dauer der Übung: solange es Spaß macht

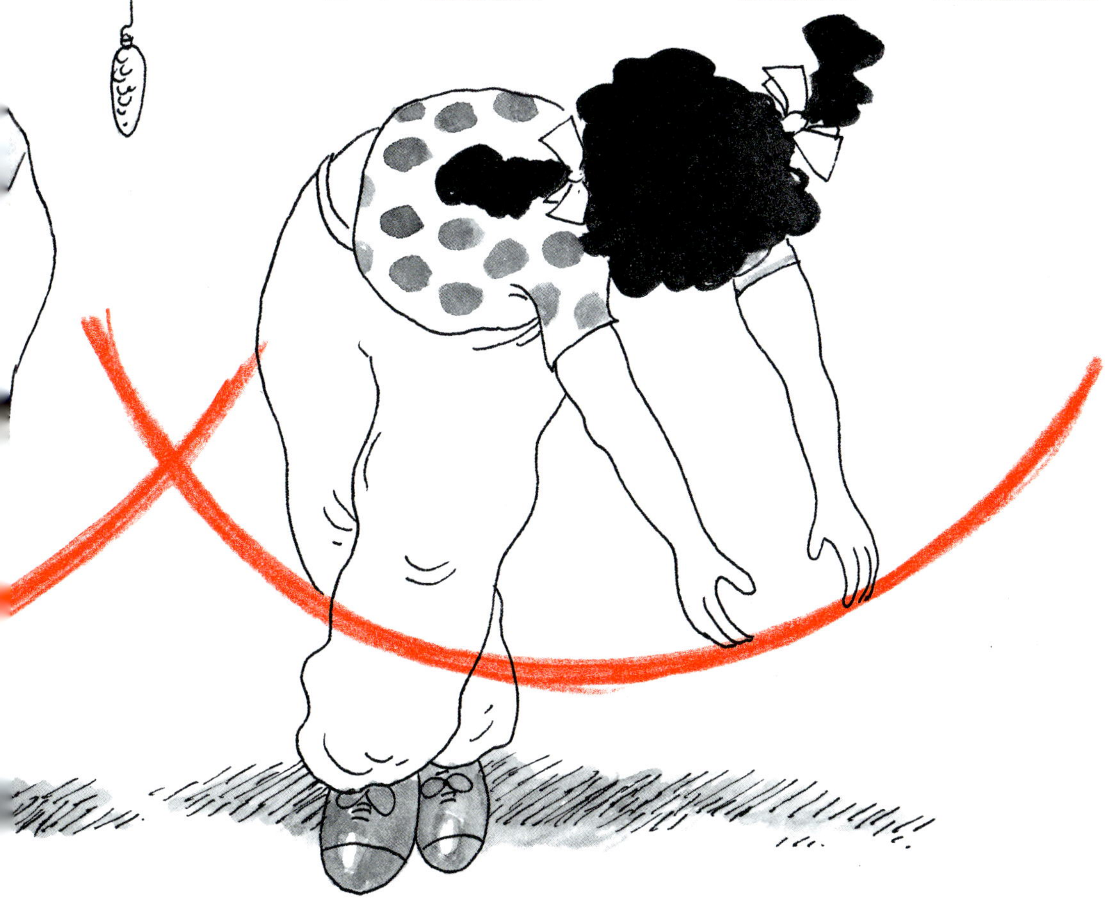

BEIDHANDZEICHNUNG

(Simultanzeichen)

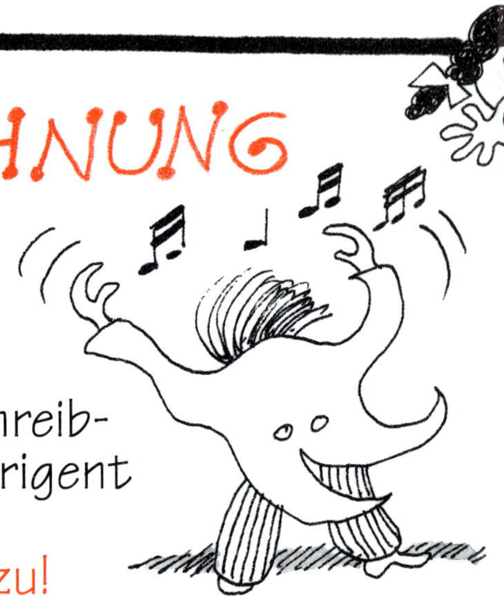

Mit beiden Händen gleichzeitig zeichnen – gar nicht schwer!

- Versuch es zunächst ohne Schreibgerät in der Luft! – Wie ein Dirigent ohne Taktstock. Hör dir ein Musikstück an und dirigier dazu! Von adagio bis prestissimo – von piano bis prestissimo.
- Befestige einen Bogen Packpapier an der Wand. Nimm zwei verschiedene Farben. (Kreide, Filzstifte, Farbstifte) Setz beide Stifte in der Mitte des Blattes an – und zeichne dieselbe Figur oder Form spiegelbildlich mit beiden Händen –, und los geht's!

  Nur nicht so zaghaft!

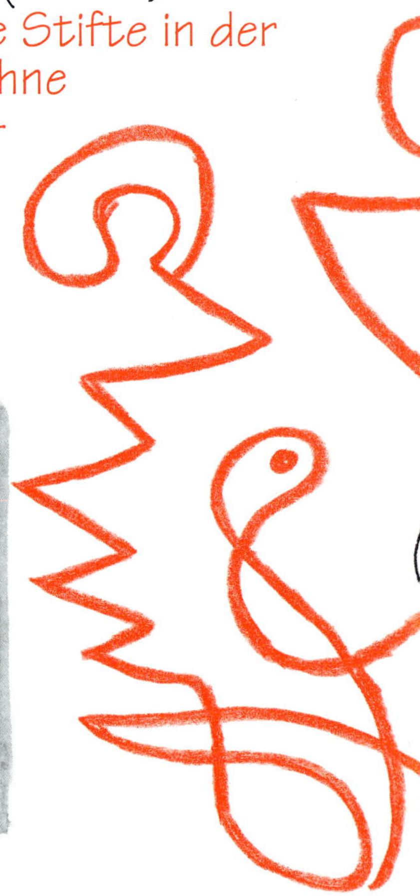

FÜR JENE, DIE MEHR WISSEN WOLLEN:

Bei diesen Zeichnungen kommt es nicht auf das Endprodukt an, wichtig ist die Tätigkeit selbst.

Beidhandzeichnen

- aktiviert die Augen-Hand-Koordination
- erleichtert das Kreuzen der Mittellinie
- entwickelt das Raumbewußtsein (besonders links/rechts)
- erweitert das periphere Sehen

Geh mit der Zeit auf kleinere Formate über! Befestige das Blatt auf einem Zeichenbrett!

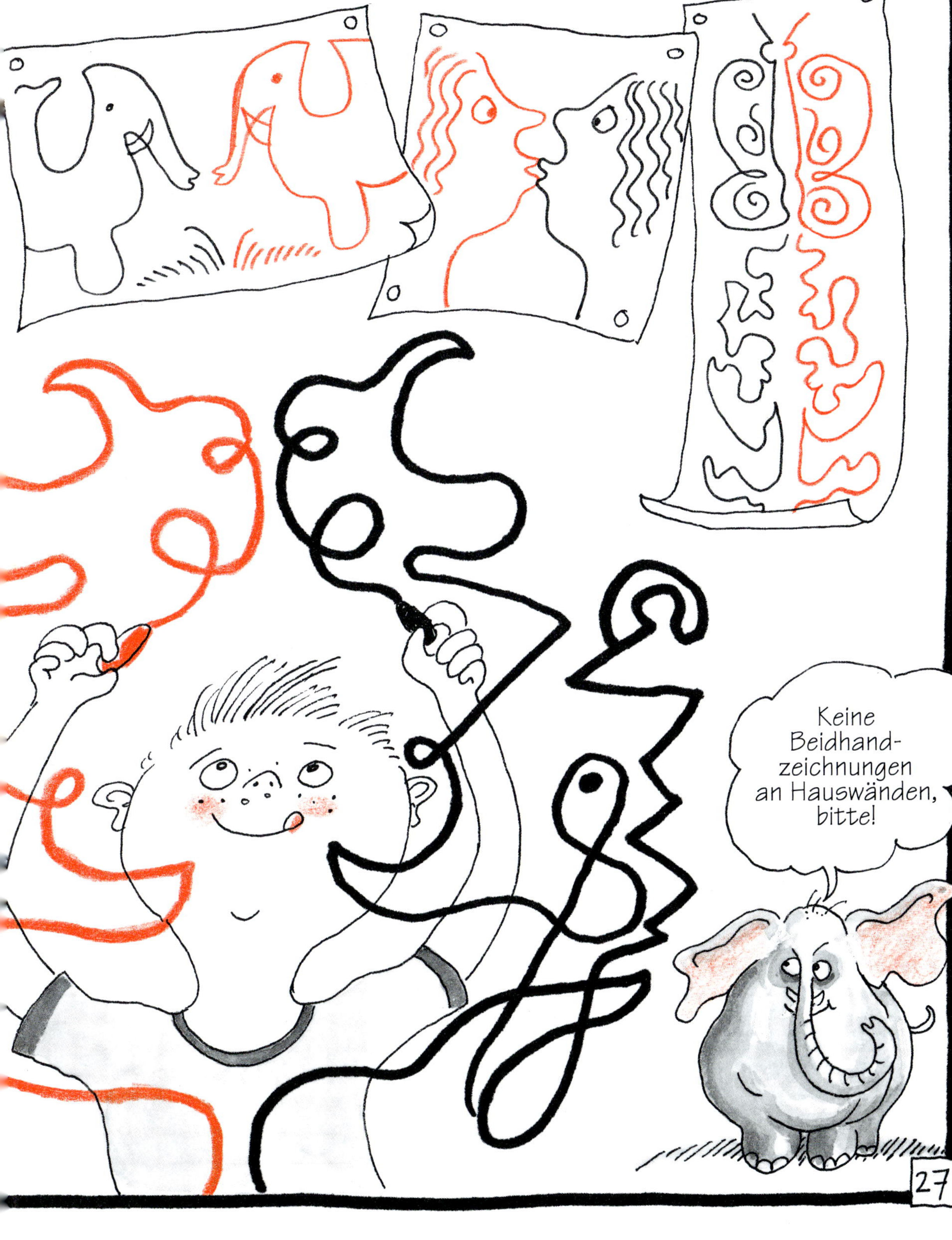

KREUZTANZSCHULE

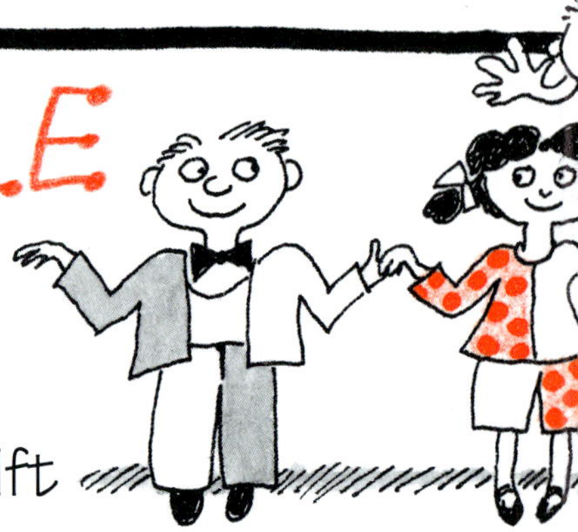

Fans – hier ist sie! Die erste Kreuztanzschule mit den neuesten Hits. Wenn immer du müde, nervös, geschafft oder unkonzentriert bist, hilft ein Tänzchen.

Einen kennst du schon, versuch auch die anderen! Du kannst auch eigene Tänze erfinden. Wichtig dabei ist, da die Bewegung „übers Kreuz" geht. Streckst du den linken Arm, wird gleichzeitig das rechte Bein gestreckt – schlen kerst du das linke Bein, schwingt der rechte Arm …

Worauf wartest du noch? Schwing das Tanzbein! Einen Kreuztanz in Ehren, wird dir niemand verwehren!

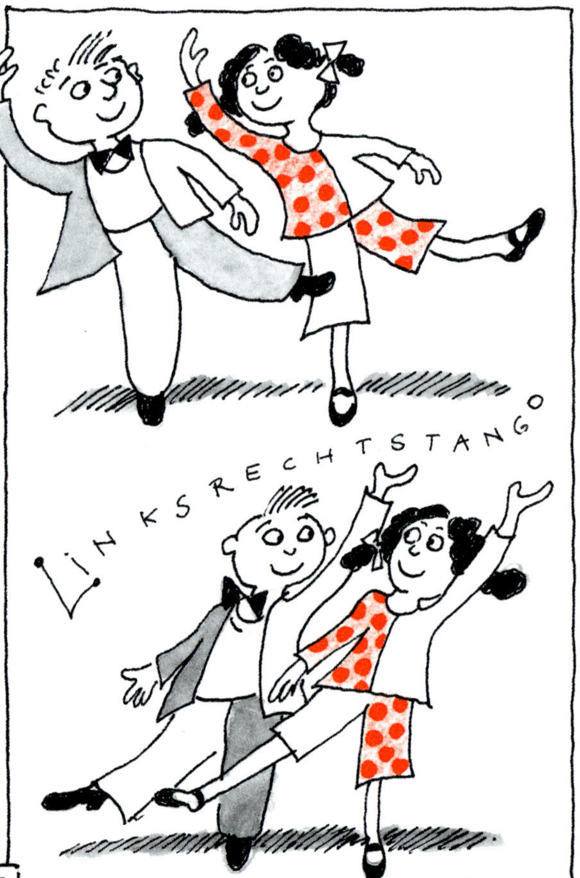

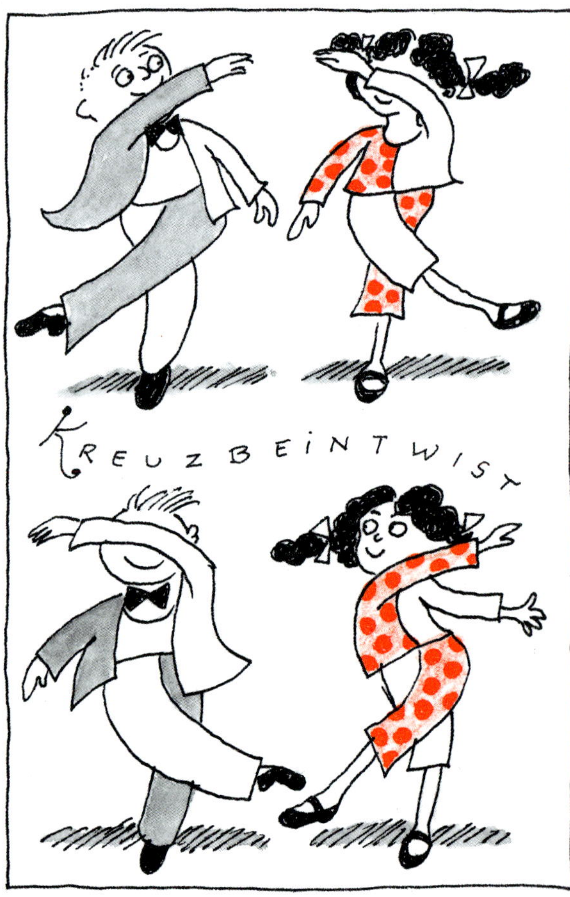

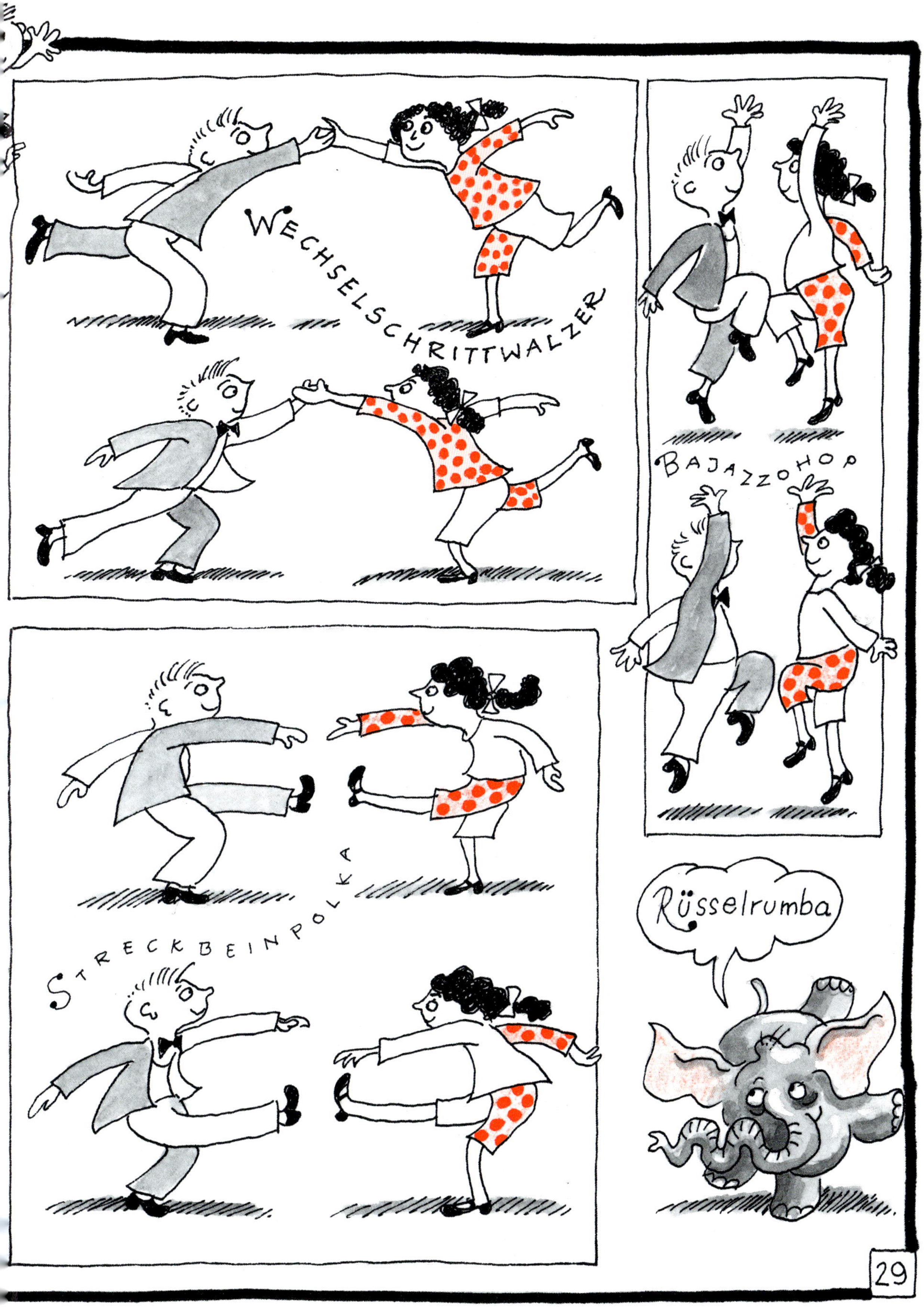
WECHSELSCHRITTWALZER
BAJAZZOHOP
STRECKBEINPOLKA
Rüsselrumba

Für jene, die es genau wissen wollen:
Bücher vom Institut für Angewandte Kinesiologie/Freiburg

Dr. Paul E. Dennison
Befreite Bahnen
Lernbehinderungen sind keine Krankheit. Sie sind vielmehr Störungen im Kommunikationsnetz, das den Menschen mit seiner Welt verbindet. Beim lernbehinderten Kind liegt eine „Blockierung des Systems" vor: Es wird durch den heutigen Leistungsdruck und das Konkurrenzdenken in der Schule abgeblockt. Paul Dennison erläutert, wie dieses Dilemma zustande kommt und wie wir es überwinden können. Die dabei eingesetzten Techniken basieren auf den neuesten Entdeckungen der experimentellen Psychologie und der Gehirnforschung in den USA. Sie entsprechen aber auch unseren ältesten Vorstellungen darüber, wie wir lernen und uns entwickeln.
Befreite Bahnen ist ein Handbuch der Hoffnung für die besorgten Eltern und die frustrierten Lehrer der „unbelehrbaren" Kinder und darüber hinaus für jeden, der in irgendeiner Form mit Lernproblemen belastet ist. In erstaunlich kurzer Zeit sind Fortschritte zu erzielen, wenn man die einfach anzuwendenden Techniken mit Liebe und Zuversicht einsetzt.
7. Auflage, 177 Seiten, 70 Fotos und Illustrationen.
ISBN 3-924077-01-0

Dr. Paul E. Dennison/Gail Dennison:
EK für Kinder. Das Handbuch der EDU-KINESTETIK für Eltern, Lehrer und Kinder jeden Alters
Was kann man „lernbehinderten" Kindern an die Hand geben, damit sie selbst an der Überwindung ihrer Probleme arbeiten können?
Mit *EK für Kinder* haben Paul und Gail Dennison eine wichtige Ergänzung zu *Befreite Bahnen* vorgelegt: einen praktischen Leitfaden zum Erschließen neuer Lernerfahrungen.
EK für Kinder ist ein Bilder- und Arbeitsbuch für Kinder mit einem erläuternden Anhang für Eltern, Lehrer und Erzieher. Reich illustriert und in Schreibschrift werden den Kindern die Gehirnfunktionen erklärt, die mit verschiedenen Lernaufgaben zusammenhängen. Bereitschaft für Veränderungen durch vertieftes Verständnis zu wecken, dies ist der Sinn der stark vereinfachenden, neurologisch gesehen aber immer korrekten Darstellung. Die Erklärungen münden in Übungen: einfache, natürliche, sichere Bewegungen, die Kinder selbständig ausführen und die Erwachsene für sich selbst genauso nutzbringend anwenden können.
6. Auflage, 93 Seiten, (16,5 x 24 cm), 53 Illustrationen.
ISBN 3-924077-06-1

Dr. Paul E. Dennison/Gail Dennison:
Brain-Gym
In Fortsetzung zu *EK für Kinder* bringt dieses Buch weitere Übungen für ein ganzheitliches, das ganze Gehirn einbeziehendes Lernen. Während *EK für Kinder* die Vorgehensweise für eine grundlegende Neuanbahnung des Lernens vermittelt, zeigt *Brain-Gym* zahlreiche Bewegungsübungen für spezielle Lernprobleme und Anwendungsgebiete wie: Rechnen und Schreiben, kreatives Denken, Selbstbestimmung.
Die anschaulich illustrierten Körperübungen sind so angelegt, daß man die Auswirkungen im täglichen Leben erfahren kann. Schüler, die *Brain-Gym* kennenlernen, entwickeln Freude und Interesse daran, zeigen es ihren Freunden und beziehen es in ihr Leben ein, ohne Anweisung oder Überwachung. Die Übungen erleichtern jede Art von Lernen, insbesondere das schulische und akademische.
3. Auflage, 65 Seiten, (16,5 x 24 cm), 32 Illustrationen, Spiralheftung. ISBN 3-924077-27-4
Übungskassetten für Jugendliche und Erwachsene:
Brain-Gym I (Themen: Positive Einstellung, Sehen, Hören, Schreiben, Lesen, Körperbewegung).
ISBN 3-924077-39-8
Brain-Gym II (Themen: Kommunikation, Organisation, Verständnis, Rechnen, kreatives Denken, Selbstbewußtsein). ISBN 3-924077-40-1

Dr. Paul E. Dennison/Gail Dennison:
Lehrerhandbuch Brain-Gym
Diese leicht verständliche Arbeitshilfe für Lehrer, Erzieher und Eltern bringt auf jeder Seite zu jeweils einer Brain-Gym-Übung einige Unterweisungstips. Diese befähigen dazu, die Übung für ein bestimmtes Kind oder eine bestimmte Situation zu erklären, abzuwandeln oder weiterzuentwickeln. Außerdem finden sich zu jeder Übung übersichtlich angeordnete Informationen unter folgenden Stichwörtern:
- Erläuterung der Übung
- Aktiviert das Gehirn für was?
- Geförderte schulische Fertigkeiten
- Entsprechungen in Haltung und Verhalten
- Verwandte Übungen
- Zur Entstehung der Übung

2. Auflage, 54 Seiten (21 x 29,2 cm), 115 Illustrationen.
ISBN 3-924077-24-X